RELATION D'UNE ÉPIDÉMIE

DE

FIÈVRE TYPHOIDE

OBSERVÉE A GUANAJUATO (MEXIQUE)

RELATION D'UNE ÉPIDÉMIE

DE

FIÈVRE TYPHOIDE

OBSERVÉE A GUANAJUATO (MEXIQUE)

ACTION THÉRAPEUTIQUE DU CHLORATE DE POTASSE

DANS CETTE MALADIE

Considérations générales sur les divers modes de traitement préconisés par les auteurs

PAR

MANUEL DE ANAYA

Docteur en médecine de la Faculté de Paris; médecin de la Faculté de Mexico;
Médecin en chef de l'hôpital de Guanajuato.

PARIS

IMPRIMERIE FÉLIX MALTESTE ET Cie,

RUE DES DEUX-PORTES-SAINT-SAUVEUR, 22.

1864

A MM.

Manuel DOBLADO

GOUVERNEUR CONSTITUTIONNEL DE L'ÉTAT DE GUANAJUATO

Marcelino ROCHA

ET

José G. YBARGÜENGOITIA

MEMBRES DE L'ASSOCIATION DE CHARITÉ DE CETTE VILLE

MESSIEURS,

C'est avec un vif sentiment de gratitude que je me permets de vous offrir la dédicace de ce petit travail. Vous m'avez fait l'honneur de confier à mes soins l'hôpital de la ville ; c'est une bienveillance de votre part, dont je vous saurai toujours gré.

Merci, Messieurs, pour la confiance dont vous avez bien voulu m'honorer.

Veuillez, je vous prie, accepter ce faible témoignage de ma reconnaissance, et agréer, Messieurs, l'assurance de ma plus haute considération.

MANUEL DE ANAYA.

L'art de s'entre-tuer, que la cupidité humaine a rendu indispensable dans les nations, a été la cause du fléau dont je vais m'occuper.

La fièvre thyphoïde apparaît tous les ans à Guanajuato pendant l'hiver; elle y est pour ainsi dire endémique; cependant ses ravages ne sont pas, à beaucoup près, aussi considérables qu'ils l'ont été, et qu'ils le sont même encore maintenant (novembre 1861).

Cette ville est située a 2,082 mètres environ au-dessus du niveau de la mer, et au 21e degré latitude N.. Le climat y est tempéré; dans les grandes chaleurs, le thermomètre dépasse rarement + 30 degrés à l'ombre; en hiver, les matinées sont fraîches; dans cette saison, le thermomètre, au retour de l'aurore, marque de + 2° à + 5° vers le milieu du jour; rarement il descend au-dessous de + 18°. Dans cette saison encore, la voûte du ciel est d'une limpidité admirable. Pendant plusieurs mois de l'année, les pluies sont rares, mais dans les mois de juillet, août et septembre elles deviennent torrentielles. Les vents y sont fréquents et assez frais, vu leur direction qui est en général N.-E. S.-E. Ces vents, pour le dire en passant, sont favorables à la salubrité publique de la ville, qui est bâtie au milieu d'une chaîne de montagnes élevées. Un ruisseau formé par la réunion de deux de ces montagnes passe par le centre de la ville, et en reçoit les immondices; ce ruisseau reste sec une grande partie de l'année, vu la rareté des pluies; les matières putrescibles s'y décomposent avec facilité et donnent lieu à un dégagement de miasmes, qui sont fréquemment la cause de maladies.

Les montagnes qui entourent la ville sont en général stériles, rocheuses, mais renferment dans leur sein des richesses considérables. On sait d'ailleurs, par les détails géographiques, qu'ici gisent les mines les plus riches du monde. Lors de leur découverte, les hommes s'y portèrent en foule, poussés par leur avidité pour ce précieux métal, et fondèrent peu à peu cette ville, l'une des plus intéressantes pour le monde entier, et des plus importantes de notre beau pays.

Les individus de la classe pauvre y sont en général robustes, bien constitués; une grande partie se livrent au travail des mines, métier fatigant où l'homme est obligé de déployer une activité extraordinaire, pour fouiller avec avantage les entrailles de la terre. Parmi les individus de la classe aisée, on en trouve comme partout où les hommes se laissent aller à la mollesse; je n'ai pas besoin d'en dire davantage.

J'ai cru utile d'exposer ces détails, afin de donner au lecteur une idée générale des circonstances au milieu desquelles a régné l'épidémie. Je m'occuperai maintenant de celles qui l'y ont amenée.

En novembre 1860, la ville de Guadalaxara, une des principales du Mexique, fut assiégée par un des partis de la guerre civile; le nombre des assiégeants montait environ à 20,000 hommes. Pendant le siége, la fièvre se déclara dans le rang des assiégeants. Au bout d'un mois, la ville succombait à leur pouvoir. Les troupes y résidèrent peu de temps, puis elle se dirigèrent vers Mexico, située à 150 lieues S.-E. de Guadalaxara. En traversant les villes situées sur le trajet, la fièvre thyphoïde apparaissait; bientôt une grande partie de la République en fut envahie; de sorte qu'il y eut une époque où les hommes se détruisaient sur le champ de bataille, et donnaient la mort dans les villes en propageant le fléau. Triste tableau sans doute, dans notre beau pays, où tout semble avoir été fait pour la félicité de l'homme!

Déjà fixée à Guanajuato, l'épidémie prit une marche croissante pendant les mois de décembre, janvier, février et mars (1861). En avril elle continua de même, avec une grande sévérité et commenca à décliner vers le milieu de mai.

Le médicament qui, pour ainsi dire, me sert de base, est le chlorate de potasse. Je l'avais vu déjà employer en France chez mes illustres maîtres M. Guersant à l'Hôpital des Enfants, contre certaines affections de la gorge, et chez M. Ricord à l'Hôpital des Vénériens, contre les accidents mercuriels.

S'il a déjà été préconisé contre la fièvre typhoïde, je l'ignore, et par cela même je réclame pour moi l'honneur d'avoir imaginé son application dans le traitement ce cette maladie. Il est vrai que le chlorate de potasse m'a servi de base, mais je ne prétends pas pour cela attribuer à lui seul les nombreuses cures que j'ai obtenues; il n'est pas douteux pour moi que ce sel y a pris la plus grande part, mais il faut aussi tenir compte des autres agents qui seront indiqués plus loin.

Depuis que je l'ai mis en usage, je puis dire avec toute la loyauté d'un homme ami de la science, que la plupart des malades guérissaient, et je déclare avoir eu bien plus d'insuccès avant de m'en être servi; pourtant, à cette époque encore, l'épidémie n'avait pas sévi de toute sa force. Je considère les résultats que j'ai obtenus, d'autant plus satisfaisants, que l'épidémie a été très sévère et que l'hôpital de la ville laisse encore beaucoup à désirer sous le rapport de l'hygiène et de l'assistance.

La fièvre typhoïde a présenté dans sa forme quelques variétés en raison du tempérament et de la vigueur des individus qui en étaient atteints. La plupart des cas que j'ai observés et que j'observerai encore, peuvent se rapporter aux deux premières observations que je citerai plus loin ; elles en forment le type.

L'épidémie a préféré l'adulte au vieillard et à l'enfant. L'homme en a été frappé bien plus que la femme. Cette fâcheuse prédilection de la fièvre typhoïde pour le sexe masculin donne lieu, à mon avis, à des conséquences bien plus sérieuses qu'elles ne le semblent au premier abord. Voici pourquoi : Par l'effet même du climat qui dans ce beau pays invite à la mollesse, les hommes sont mous, nonchalants, énervés ; le nombre des femmes doit donc être plus considérable. L'expérience l'a appris. La guerre civile, qui depuis tant d'années dévaste ce riche pays, a aussi détruit en partie le sexe masculin. Ces deux causes ont dû contribuer puissamment à étendre la prostitution dans la masse des habitants par excès de femmes ; donc, si l'épidémie encore a aussi enlevé plus d'hommes que de femmes, elle en a dû favoriser les ravages ; la moralité de la population a dû être profondément atteinte, d'autant plus que cette population appartient à une contrée où l'éducation est encore négligée.

Quoi qu'il en soit, je laisse là ces considérations qui, au point de vue philosophique, sont d'une grande importance, et j'aborde la question.

Donnons d'abord les *pièces du procès*, comme on dit au barreau, et analysons les obervations qui servent de base à ce travail.

OBSERVATION PREMIÈRE.

Fièvre typhoïde très-grave ; forme nerveuse. — Emploi du chlorate de potasse ; au neuvième jour. — Guérison.

5 mars 1861. — Juan Diez, âgé de 29 ans, tempérament nerveux, blond, constitution assez bonne, commenca à se sentir malade la nuit du 18 février. En sortant d'un bal masqué vers minuit, il eut l'idée, étant en sueur, d'ôter le masque qui couvrait sa figure ; un vent assez frais soufflait avec violence. Immédiatement il fut pris de céphalalgie, de frissons, et d'un sentiment général de courbature. Le 19, il passa la journée au lit, inappétent, tourmenté de soif ; Diez se mit à la diète, et ne prit que quelques boissons sudorifiques.

Le 20 février, un médecin fut appelé auprès de lui. Voici sa prescription : Trois vésicatoires dont un à la nuque, les deux autres aux tempes ; ils étaient de petit diamètre.

Décoction de feuilles de séné	210 gr.
Sulfate de magnésie.	30 gr.
Scammonée d'Alep	40 cent.
Gomme d'Arabie	1 gr. 50 cent.
Sirop de gomme	30 gr.

A prendre en une seule fois. — Diète. — Tisane sudorifique pour boisson.

Le 24 au matin, un autre médecin fut mandé. Il ordonna :

Décoction faible d'écorce de quinquina . .	300 gr.
Liqueur d'acétate d'ammoniaque	15 gr.
Sirop d'écorce d'orange	30 gr.

A prendre par cuillerées d'heure en heure.

Dans le but de combattre l'insomnie, voici ce qu'il prescrivit :

Acétate de morphine.	1/4 de grain.
Eau distillée	45 gr.
Acide acétique.	1 goutte.
Mêlez bien et ajoutez :	
Eau de laitue.	*aa* 60 gr.
Sirop simple.	

A prendre par petites cuillerées.

Vers la chute de ce même jour, je fus appelé à mon tour. Je trouvai le malade ayant la peau chaude et sèche ; sur le ventre il y avait quelques taches lenticulaires ; aux côtés internes des bras quelques pétéchies. Le conjonctives étaient rouges, injectées, le regard inquet, la respiration gênée sifflante ; ventre sensible à la pression, surtout du côté de la fosse iliaque droite; pouls plein et violent, donnant 100 pulsations ; langue sèche, recouverte d'un enduit noirâtre ; dents fuligineuses ; délire presque continuel, soif très-vive ; le malade semblait éprouver une gêne considérable à la gorge ; à l'examen elle semblait enflammée ; elle était d'une sécheresse extrême ; tout me faisait croire à une issue funeste. — Prescription :

1° Nitre . . . . } *aa* 75 centigr.
Camphre. . . . . }

Pour 8 pilules dont on prendra une toutes les quatre heures.

2° Extrait de quinquina. . . . . 75 centigr.
Sel d'absinthe. . . . . 50 centigr.
Ether sulfurique. . . . . 15 gouttes.
Eau de laitue. . . . . } *aa* 30 gr.
Sirop de gomme . . . . }
Eau de tilleul . . . . 60 gr.

A prendre par cuillerées toutes les heures.

3° Eau distillée. . . . . 400 gr.
Sirop simple . . . . Q. S.
Acide sulfurique. . . . . 5 gouttes.

A boire à volonté. — Bouillon de poulet froid deux fois par jour.

Le 25 février, je trouvai le malade dans un état plus grave encore. Le ventre était météorisé, surtout à droite. Même traitement.

Le 26 même état ; insomnie, délire continuel, respiration difficile ; le pouls battait 144 fois par minute. Même traitement.

Le 27, pas d'amélioration. Des mucosités desséchées semblaient obstruer le passage de l'air dans les narines et dans la gorge. Prescription : Toucher le fond du pharynx avec un pinceau trempé dans la solution suivante :

1° Eau distillée. . . . . 10 gr.
Chlorate de potasse. . . . . 4 gr.
2° Un vésicatoire sur un jarret.
3° Les cuillerées antérieures.
4° Un lavement avec .
Assa fœtida. . . . . 3 gr.
Jaune d'œuf . . . . N. 1.
Émultionnez et ajoutez :
Extrait thébaïque . . . . 5 centigr.
Eau de mauve. . . . . 200 gr.
5° Des frictions sur les jointures avec :
Vin aromatique . . . . 50 gr.
Ammoniaque liq. . . . . 2 gr.
Camphre pulv. . . . . 50 centigr.

Le 28 au matin, je trouvai la langue légèrement humectée. Depuis quelque temps, j'étais préoccupé de l'idée de trouver quelque médicament utile contre les ravages de la fièvre typhoïde. Cette humidité de la langue, due au chlorate de potasse, fut pour moi le premier indice qui me mit sur la voie de son application. J'exposerai plus loin quelques raisons qui m'ont encore engagé à en faire usage. Le 28 février donc, j'ai changé le traitement; voici la prescription :

1° Eau distillée. . . . . 100 gr.
Sirop simple. . . . . 30 gr.
Chlorate de potasse. . . . . 3 gr.
A prendre par petites cuillérées toutes les heures.

2° Panser les vésicatoires avec :
Cérat . . . . 15 gr.
Extr. thébaïque . . . . 10 centigr.

3° Continuer les pilules. — Bouillon froid de poulet pour nourriture.

Le 1er mars, la langue était plus humide, un peu rouge aux bords et à la pointe ; le pouls battait 144 fois par minute ; soif vive, douleur à la gorge. Le malade avait dormi avec tranquillité une grande partie de la nuit. Prescription :

1° Frictions sur le ventre avec l'huile camphrée.
2° Continuer la potion au chlorate de potasse.
3° Lavement suivant :
Eau distillée. . . . . 200 gr.
Sulfate de quinine. . . . . } *aa* 50 centig.
Acide tartrique. . . . . }

Le 2 mars, l'amélioration continuait; à la suite du lavement, le malade eut une selle copieuse. Le pouls marquait cent pulsations par minute ; la langue indiquait déjà de la tendance à se nettoyer ; les taches de la peau disparaissaient. Prescription :

1° Mêmes cuillerées, ainsi modifiées :
Eau distillée . . . . 100 gr.
Sirop de salsepareille. . . . . 40 gr.
Chlorate de potasse . . . . 3 gr.
2° Calomel. . . . . }
Camphre. . . . . } *aa* 5 centigr.
Extr. thébaïque. . . . . }

Pour 5 pilules à prendre, une toutes les cinq heures. Je lui prescrivis ces pilules dans le but de combattre l'insomnie, car il s'en plaignait.

Le 3 mars, le mieux persistait ; le malade avait très-bien dormi la nuit précédente. Même traitement.

Hier 4 mars, le pouls marquait 88 pulsations par minute ; chaleur normale de la peau ; les taches s'éteignent de jour en jour ; la langue est humide. Prescription : même traitement ; donner le lavement suivant :

Huile de ricin. . . . . 30 gr.
Jaune d'œuf. . . . . N. 1.

Émultionnez et ajoutez :

Eau de manne. . . . . 200 gr.

Une selle copieuse en fut le résultat.

Aujourd'hui, le pouls bat de 76 à 80 fois par minute ; langue humide, l'appétit revient. Mêmes cuillerées, mêmes pilules ; orangeade, bouillon de poulet.

6 mars. — Le malade va mieux ; le pouls bat 72 fois par minute. Même traitement ; bouillon et un œuf à la coque pour nourriture.

7 mars. — Le malade va bien ; même traitement.

8 mars. — Les forces reviennent ; je supprime aujourd'hui les médicaments.

12 mars. — Le malade se lève ; il est faible.

15 mars. — Il commence à marcher ; je le crois guéri.

25 mars. — Diez est entièrement en bonne santé.

Tel fut mon premier essai.

Encouragé par ce résultat presque inattendu, je me suis livré à l'étude du traitement de la fièvre typhoïde. Au fur et à mesure que je développerai mes réflexions, j'aurai l'occasion de montrer les modifications que je lui ai fait subir, et qui m'ont paru présenter quelques avantages.

OBSERVATION DEUXIÈME.

Fièvre typhoïde très-grave — Forme bilieuse.— Accidents pulmonaires. — Chlorate de potasse. — Guérison.

9 avril 1864. — Jesus Otero, âgé de 28 ans, nerveux, cheveux blonds, de bonne constitution, est revenu d'un voyage le 3 mars dernier. Il présentait alors une teinte ictérique générale, beaucoup plus marquée aux conjonctives. Il éprouvait du côté du foie une douleur sourde qui s'exaspérait par intervalles ; il toussait assez fréquemment. Otero demeura dans cet état un mois environ. Le 3 avril, il vint me consulter, il ne semblait rien avoir de l'épidémie régnante. Après un examen minutieux, je lui prescrivis :

Prendre dans la journée trois des pilules suivantes :

Scille . . . . }
Digitale. . . . . } *aa* 20 centigr.
Scammonée. . . . . }

F. S. A. 8 pilules.

2° Un bain tiède, tous les deux jours, avec addition de 12 grammes de bicarbonate de soude.

Le vendredi 5 avril, après une violente colère, il se sentit mal à son aise. La journée du 6 il demeura dans le même état.

Le 7, il prit un des bains prescrits ; à sa sortie du bain, il fut pris d'un frisson violent et de céphalalgie. A la suite de ce même jour, il fut obligé de se mettre au lit.

Appelé auprès de lui, je le trouvai se plaignant d'une douleur à la région hépatique ; cette douleur se propageait à la région dorsale ; il avait un peu de fièvre et de frisson ; soif, inappétence. Prescription :

Frictionner les points douloureux avec :

Baume tranquille	40 gr.
Extrait de belladone	3 gr.
Laudan. syd.	1 gr.

Diète.

Aujourd'hui, le pouls est plein, fort, et bat 28 fois au quart ; céphalalgie intense, soif, peau chaude. Prescription : Eau de bourrache à volonté ; lavement avec 15 gr. d'huile de ricin, diète.

10 avril. — La fièvre continue ; soif vive, langue peu humide ; le malade se plaint de douleurs aux jambes ; toux fréquente, douleur à la base du poumon droit ; l'auscultation permet d'y entendre quelques râles humides. Prescription :

1° Prendre toutes les heures une des cuillerées suivantes :

Eau de laitue.	90 gr.
Sirop de fleurs d'oranger.	30 gr.
Chloroforme	60 centigr.

2° donner le lavement suivant :

Eau de mauve.	250 gr.
Sulfate de soude.	20 gr.

11 avril. — Les symptômes s'aggravent ; la langue est sèche, rouge aux bords et à la pointe, blanchâtre sur sa face supérieure ; pouls fréquent. Prescription :

Eau distillée	90 gr.
Sirop simple.	30 gr.
Ergotine	3 gr.

A prendre par cuillerées d'heure en heure.

12 avril (matin). — Douleurs fortes dans les jambes; pouls violent et plein; soif; langue sèche; toux fréquente et douloureuse; le malade a rendu des crachats rouillés; on entend très distinctement les râles humides au poumon droit. Prescription : même cuillerées, frictions sur les jambes avec :

Alcool rectifié	15 gr.
Chloroforme	1 gr.
Baume tranq.	40 gr.

12 avril (soir). — Le malade a vomi dans la journée des matières bilieuses, vertes, limpides; il a encore envie de vomir; anxiété extrême. Prescription : 1° potion antiémétique de Rivière, 60 gr. A prendre par cuillerées d'heure en heure, jusqu'à suspension du vomissement.

2° Donner le lavement suivant :

Assa fœtida	3 gr.
Jaune d'œuf	N. 1.
Émultionnez et ajoutez :	
Extr. thébaïque	5 centigr.
Eau de mauve	200 gr.

13 avril (matin). — Les vomissements se sont arrêtés après la première cuillerée. La fièvre typhoïde s'indique déjà par quelques taches parsemées sur le ventre; la douleur des jambes continue; la langue est sèche, soif vive, insomnie. Prescription : Trois pilules de Meglin dans la journée.

2° Prendre en trois fois dans la journée la potion suivante :

Eau commune	90 gr.
Sirop de salsepareille	30 gr.
Chlorate de potasse	3 gr.

13 avril (soir). — Même état; les yeux sont injectés; délire, soif, langue sèche. Prescription : 1° même potion. — 2° lavement avec :

Eau distillée	200 gr.
Acide tartrique	*aa* 40 centigr.
Sulfate de quinine	*aa* 40 centigr.

14 avril. — La douleur du poumon a diminué; la langue est un peu humide sur ses bords; la toux persiste; délire, insomnie. Prescription : 1° Même potion. — 2° Prendre des paquets suivants, un le matin et un autre le soir :

Oxyde de zinc	30 centigr.
Racine de belladone	10 centigr.
Laudan. syd.	4 gouttes.
Sucre candi	4 gr.

Divisez en 4 paquets.

15 avril. — Délire, même état de la langue; pouls violent, plein, marquant 130 pulsations par minute; ventre tympanisé; gargouillement du côté de la fosse iliaque droite. Même traitement, décoction de feuilles d'oranger et bouillon froid de poulet, pour nourriture.

16 avril. — Même état; même traitement et de plus frictions aux jambes avec :

Vin aromatique	40 gr.
Alcool camphré	10 gr.
Ammoniaque liquide	2 gr.

17 avril. — Même était; insomnie. Même traitement, excepté les pilules de Meglin qui ont été substituées par celles-ci :

Camphre	10 centigr.
Extrait thébaïque	5 centigr.

Pour trois pilules dont on prendra une le soir.

18 avril. — Le malade a dormi; il paraît mieux, la langue est humide, la peau moins chaude, pouls plein, marquant 27 pulsations au quart. — Même traitement.

19 avril. — Le malade se plaint aujourd'hui d'une douleur au côté du foie; la moindre pression sur la région hépatique le fait crier. Même traitement. De plus, un vésicatoire de 0^m, 10^c sur le foie.

20 avril. — Le malade se trouve mieux ; la douleur diminue. Même traitement. Pansement du vésicatoire avec le cérat opiacé.

21 avril. — Le malade est mieux; il a faim. Même traitement.

24 avril. — La guérison continue; le malade tousse encore un peu; les taches de la peau disparaissent. Je supprime les médicaments. Bouillon et potage.

25 avril. — Il va mieux ; il se lève.

26 avril. — Le malade va très-bien. Bouillon, 2 potages.

30 avril. — Le malade est faible, sans offrir aucun symptôme pathologique.

2 mai. — Otero est en parfaite santé.

OBSERVATION TROISIÈME.

Fièvre typhoïde très-grave. — Forme nerveuse. — Chlorate de potasse. — Guérison.

Agapita Villegas, femme brune, de bonne constitution, commença à se sentir malade le 7 mars; céphalalgie intense, courbature générale, soif; tels furent, dit-elle, les premiers symptômes. Elle a été amenée hier dans mon service. Sa peau était sèche et sans taches pathologiques; elle se plaignait d'une forte douleur de tête, surtout du côté de la nuque. Je lui prescrivis un purgatif de 30 gr. de citrate de magnésie.

Aujourd'hui elle se trouve à peu près dans le même état; le pouls, violent et plein, bat 120 fois; elle n'a pas dormi la nuit dernière. Prescription :

1° Potion au chlorate de potasse d'après ma formule;
2° Prendre dans les 24 heures les pilules suivantes :

Calomel. . . . .
Camphre. . . . . } *aa* 5 centigr.
Extr. thébaïque. . . . .

F. S. A. 4 pilules.

13 mars. — Elle est plus grave; des taches pétéchiales apparaissent sur le ventre et aux côtés internes des bras. Même traitement. Décoction de feuilles d'oranger et bouillon froid de poulet pour nourriture.

14 mars. — Son état est plus grave ; le pouls, fort et violent, bat 34 fois au quart; la langue est sèche et racornie, rouge à la pointe, blanchâtre sur sa face supérieure. Même traitement.

15 mars. — La malade paraît un peu mieux : pouls à 144 ; délire pendant la nuit; langue sèche, fendillée même. Agapita se plaint de la gorge, mais je crois que ce mal est dû à l'action mécanique de la sécheresse même du pharynx. Elle a la face injectée ainsi que les conjonctives. Même traitement.

16 mars. — La malade est ruisselante de sueur; elle a passé la nuit tranquille; le pouls, encore plein, bat de 28 à 30 fois au quart. Prescription :

1° Même potion. — Je supprime les pilules;
2° Un lavement avec 20 gr. d'huile de ricin;
3° Un vésicatoire à la nuque.

17 mars. — Elle paraît mieux: la langue tend à s'humecter; le vésicatoire a été enlevé. Même potion, lavement d'eau froide.

18 mars. — Sueurs abondantes; le pouls bat 25 fois au quart; le vésicatoire suppure.

19 mars. — La malade va mieux : les yeux sont moins injectés; elle n'a plus le délire ; la langue est humide et recouverte en partie d'un enduit blanchâtre; 22 pulsations au quart; faiblesse extrême. Prescription : La potion au chlorate de potasse. Même nourriture.

21 mars. — L'amélioration continue; langue humide, pouls à 16 pulsations au quart; sommeil tranquille. Je supprime les médicaments. Même nourriture.

25 mars. — Faiblesse extrême, faim. Bouillon de bœuf et un potage.

27 mars. — Pleine convalescence.

Le cas que je viens de présenter a ceci de particulier à noter : c'est que, chez cette malade, le déclin de la fièvre typhoïde s'est présenté à la fin du premier septenaire, tandis que dans la pluralité des cas que j'ai soignés jusqu'ici, il ne s'est montré qu'à la fin du second, c'est-à-dire au bout de 14 jours.

OBSERVATION QUATRIÈME.

Fièvre typhoïde très-grave. — Forme nerveuse. — Chlorate de potasse. — Guérison.

14 mars 1861. — José-Maria Salazar, âgé de 23 ans, est entré aujourd'hui dans mon service. C'est un homme de bonne constitution. Il commença a se sentir malade le 9 mars après avoir bu un verre d'eau froide étant en sueur. Frisson, courbature générale, céphalalgie intense, tels furent, dit-il, les premiers symptômes. Aujourd'hui, il a la peau chaude, sèche, âpre au toucher, avec quelques tâches lenticulaires. Le pouls est fort et violent, langue sèche, fendillée, soif vive. Prescription : Prendre, toutes les heures, une des cuillerées suivantes :

Sulfate de quinine.	*aa* 40 centigr.
Acide tartrique	
Eau distillée	90 gr.
Sirop simple	30 gr.

15 mars. — Même état. Même traitement.

16 mars. — Les symptômes semblent s'aggraver ; le pouls plein, fort et violent, bat 30 fois au quart ; inquiétude extrême. Je supprime les cuillerées précédentes et prescris la potion au chlorate de potasse d'après ma formule.

Bouillon froid de poulet, et décoction de feuilles d'oranger pour nourriture.

17 mars. — Même état ; le symptôme qui semble un peu favorable est celui de la langue ; on dirait qu'elle tend à s'humecter. Même traitement.

19 mars. — État plus grave encore ; insomnie, délire par intervalles, langue sèche. Même traitement.

20 mars. — Même état ; l'urine est rare. Même traitement ; de plus, deux lavements d'eau froide dans la journée.

21 mars. — Le délire est très intense ; son état général donne peu d'espoir ; le pouls violent et dépressible, la langue se conserve légèrement hu-

mide, rouge aux bords et à la pointe. La peau est couverte de taches lenticulaires ; maigreur extrême, inquiétude continuelle. Prescription :

1° Même potion ;
2° Donner le lavement suivant :

Sulfate de quinine	} *aa* 50 centigr.	
Acide tartrique		
Eau distillée	200 gr.	

3° Limonade sulfurique pour tisane.

22 mars. — Son état est désespérant. Le pouls, dépressible, bat 144 fois par minute; la langue est sèche; délire continuel. Même traitement.

23 mars. — Le malade est dans un état comateux; les autres symptômes sont dans le même état qu'hier.

24 mars. — La peau est légèrement moite et la langue paraît plus humide. Même traitement.

26 mars. — Le malade paraît mieux; il répond avec justesse aux questions qu'on lui adresse; le pouls ralentit, la peau est moins chaude. Même traitement.

28 mars. — Le malade va bien; la chaleur de la peau paraît normale; le pouls bat 18 fois au quart. Je supprime les médicaments.

4 avril. — L'amélioration continue. Le malade se plaint d'une douleur à l'épaule droite; il y est sujet, dit-il, depuis environ quatre ans, et elle surgit toutes les deux ou trois semaines. Prescription :

Prendre toutes les heures une des cuillerées suivantes :

Eau de laitue	60 gr.
Sirop de fleur d'oranger	30 gr.
Chloroforme	50 centigr.

6 avril. — La douleur a disparu; je supprime les cuillerées. Le malade a faim. Bouillon et deux potages.

8 avril. Le malade est faible; il se lève et marche déjà avec facilité.

11 avril. — Salazar est guéri; il quitte aujourd'hui l'hôpital.

OBSERVATION CINQUIÈME.

Fièvre typhoïde très-grave. — Forme nerveuse. — Hémorrhagie nasale. — Chlorate de potasse et ergotine. — Guérison.

20 mars 1861. — Vicente Castaneda, âgé de 24 ans, brun, de bonne constitution, est entré aujourd'hui dans mon service. Il commença à se sentir malade de l'épidémie régnante, le 12 mars; il est donc au hui-

tième jour de l'invasion. Au dire d'une personne qui l'a conduit à l'hôpital, le frisson et la céphalalgie auraient été les premiers symptômes. Le 13 mars, il aurait eu, pour la première fois, un épistaxis abondant. Depuis lors, l'hémorrhagie se répète deux et trois fois par jour, et persiste environ une demi-heure chaque fois. Aujourd'hui, le malade est très faible, maigre, pâle et presque sans connaissance. Le pouls, filiforme et dépressible, bat 32 fois au quart. La peau est couverte de taches ressemblant aux taches de purpura hémorrhagica; la langue est sèche et pâle, livide même.

21 mars. — L'hémorrhagie nasale s'est répétée presque pendant toute la nuit dernière; le pouls est filiforme, rapide, accusant un individu de faible résistance; la peau chaude et sèche; la langue est sèche et racornie; la respiration est difficile; le ventre est sensible à la pression, surtout du côté de la fosse iliaque droite. Prescription :

Prendre toutes les heures une des cuillerées suivantes :

Eau distillée. . . . . 90 gr.
Sirop simple. . . . . 30 gr.
Ergotine. . . . . 2 gr.

Bouillon froid de poulet.

23 mars. — L'hémorrhagie ne s'est plus montrée. Même état général. Même traitement.

24. mars. — L'hémorrhagie nasale n'a plus reparu depuis le jour de l'administration de l'ergotine; le malade semble reprendre sa connaissance; les autres symptômes sont les mêmes. Prescription : potion au chlorate de potasse d'après ma formule. Limonade minérale à boire à volonté. Bouillon.

26 mars. — Le malade est très abattu; le pouls, la langue, la peau, sont dans le même état. Même traitement.

27 mars. — Le malade paraît un peu mieux; la langue s'humecte; il répond bien aux questions qu'on lui adresse. Même traitement; de plus, deux lavements d'eau froide.

31 mars. — Le malade va mieux; tous les symptômes semblent s'amender. Même traitement.

2 avril. — Le malade va mieux; la langue est humide, le pouls presque normal, ainsi que la chaleur de la peau; insomnie. Prescription : Même potion.

Prendre dans la journée les pilules suivantes :

Camphre. . . . . 10 centigr.
Extr. thébaïque . . . . . . 5 centigr.

Deux potages.

6 avril. — Le malade est mieux; il a faim. Depuis le 3 avril, je supprime les médicaments.

8 avril. — Pleine convalescence.

OBSERVATION SIXIÈME.

Fièvre typhoïde — Mort. — Forme ataxique. — Chlorate de potasse. — (Autopsie.)

25 mars 1861. — Fructuoso Garcia, âgé de 28 ans, fort de constitution, entra dans mon service hier dans la journée. J'ignore depuis combien de jours il est malade. Son état est aujourd'hui très grave. La peau est chaude, sèche, recouverte partout de taches lenticulaires; prostration extrême des forces, délire interrompu par intervalles; le pouls faible, rapide (120 pulsations); le regard est fixe, incertain; la langue est sèche, fendillée, fuligineuse. Prescription : Potion au chlorate de potasse. Deux lavements d'eau froide dans la journée. Limonade minérale à volonté. Décoction de feuilles d'oranger.

26 mars. — Le malade est dans le même état; il n'a pas dormi la nuit dernière. Même traitement.

27 mars. — Son état devient plus grave; le ventre est douloureux à la pression, il est ballonné. Le pouls est filiforme. Même traitement; de plus,

Une pilule le matin et une autre le soir de :

Camphre. . . . . 15 centigr.
Extr. thébaïque. . . . . . 5 centigr.
Pour 4 pilules.

28 mars. — Le malade semble un peu mieux; on dirait qu'il se fait une lutte entre la vie, qui tend à s'éteindre, et la nature, qui tend à la ranimer encore. La langue est un peu humide sur ses bords; le malade paraît plus calme. Même traitement.

29 mars. — Même état.

30. — Le malade expulse des excréments liquides, d'une fétidité extrême. Il accuse de la sensibilité à la pression sur le ventre.

30 mars. — Le malade est dans un abattement extrême; j'ai perdu l'espoir de le sauver.

31 mars. — Même état; il n'a pas pu avaler ce qu'on lui administrait.

1er avril. — Le malade rend ce matin, vers trois heures, le dernier soupir.

1er avril, dans l'après-midi. — J'ai fait l'inspection cadavérique de Garcia

Les principales lésions se trouvaient dans la cavité abdominale. L'estomac offrait, du côté de sa petite courbure, quelques glandes noirâtres ; toute sa muqueuse était injectée. Dans le trajet du duodénum, j'ai trouvé six ou sept points qui semblaient ulcérés. Du côté de l'iléon, on remarquait des injections vasculaires assez larges, paraissant, à la loupe, ulcérées dans certains points. Les plaques de Peyer, éloignées de la valvule iléo-cœcale, ne semblaient rien avoir d'anormal ; celles qui en étaient voisines, au contraire, étaient pâles, ulcérées, et peut-être plus saillantes que d'habitude. La plus grande partie du gros intestin était rouge, fortement injectée et noirâtre dans certains endroits ; cette couleur se perdait peu à peu, à mesure qu'on examinait les parties éloignées du cœcum.

Dans la cavité de l'estomac se trouvait un liquide verdâtre, ayant l'odeur du camphre, à cause des pilules que le malade avait avalées. L'intestin grêle contenait aussi un liquide verdâtre, gluant, où nageaient, çà et là, quelques grumeaux noirs. Le gros intestin contenait des matières fécales d'une couleur *verte foncée,* liquides, très infectes, abondantes du côté du cœcum. Le foie semblait être en bon état. La rate était volumineuse ; son parenchyme noir, pâteux, friable, se détruisait facilement sous la pression du doigt. Je dirai, en passant, que tous les cadavres dont j'ai fait l'inspection jusqu'ici ont présenté la même lésion, à quelques différences près.

Les organes respiratoires n'offraient d'autres lésions qu'une extrême pâleur. Au cerveau, je n'ai trouvé qu'une injection vasculaire un peu étendue, siégeant dans l'arachnoïde au-devant de la protubérance.

OBSERVATION SEPTIÈME.

Fièvre typhoïde très-grave. — Forme nerveuse. Chlorate de potasse. — Guérison.

26 mars 1861. — Tomassa Balderas, petite fille brune, âgée de 10 ans, appartenant à un hospice qui est sous la dépendance de l'hôpital, éprouva les premières atteintes de l'épidémie, hier 25 mars : les premiers symptômes furent le frisson et la céphalalgie. Aujourd'hui elle est inappétente, la tête lui fait mal, surtout à la région du cervelet ; elle a soif ; la peau est chaude, le pouls marque 90 pulsations par minute. Je lui ai prescrit un purgatif de 15 gr. citrate de magnésie.

27 mars. — Son état est le même. Potion au chlorate de potasse à la dose de 2 gr. à prendre en trois fois dans la journée. Diète.

28 mars.— Aujourd'hui la peau est chaude, sèche ; la langue légèrement humide ; la céphalalgie continue. Même potion, bouillon froid de poulet.

31 mars. — La petite malade paraît aujourd'hui un peu mieux ; le pouls bat encore 90 fois par minute ; la tête, dit-elle, la tourmente moins ; la langue est humide. Prescription :

1° Même potion ;

2° Lavement avec :

Sulfate de quinine . . . . . } *aa* 30 centigr.
Acide tartrique. . . . . . . }
Eau distillée. . . . . 150 gr.

1er avril. — La maladie semble s'aggraver ; le pouls bat à peu près 100 fois par minute ; la langue est moins humide qu'hier ; la malade semble être abattue. Même traitement. Décoction de feuilles d'oranger deux fois par jour.

2. avril. — La maladie semble faire des progrès. Peau chaude, sèche, pouls plein et rapide (38 fois au quart) ; langue encore humide, dents fuligineuses, prostration des forces. Même traitement.

3 avril. — Elle est très-grave. Peau chaude et sèche présentant des taches lenticulaires ; langue sèche, délire, même état du pouls. Même traitement.

4 avril. — La malade paraît être dans le même état. Même traitement.

7 avril. — Aujourd'hui elle est très-grave et donne peu d'espoir. La face est pâle, le nez froid ; délire continuel, dents fuligineuses, langue sèche, racornie, fendillée, livide ; le pouls bat 37 fois au quart. Prescription : Même potion ainsi formulée :

Eau commune. . . . . . . 60 gr.
Sirop de salsepareille. . . . 20 gr.
Chlorate de potasse. . . . . 2 gr.
A prendre en trois fois dans la journée.

2° Deux lavements d'eau froide dans la journée.

3° Un vésicatoire sur un jarret. — Même nourriture.

8 avril. — La petite malade paraît un peu mieux aujourd'hui ; elle est plus calme ; elle tousse assez souvent. A l'auscultation, je n'ai rien découvert d'anormal. Le ventre est douloureux à la pression. Le vésicatoire suppure abondamment ; la surface de la plaie est violacée comme si elle avait de la tendance à se gangrener. Prescription :

1° Même potion ;

2° Lavement avec :

Assa fœtida. . . . . 1 gr. 50 centigr.

Émultionnez avec un jaune d'œuf et ajoutez :

Eau de manne. . . . . . . 180 gr.

10 avril. — Le mieux continue ; le pouls bat 20 fois au quart, la langue est humide. Même potion. Lavement d'eau froide.

12 avril. — La malade a faim ; tous les symptômes s'amendent ; potage.

13 avril. — Je supprime les médicaments.

15 avril. — La malade est faible, je la crois guérie.

L'observation précédente s'écarte, ce me semble, de la marche générale de l'épidémie, en ce sens que dans les premiers jours elle a présenté des intermittences d'amélioration. En général, dès que l'épidémie se déclare chez un individu, elle continue sa marche croissante jusqu'à ce qu'elle atteigne la période de déclin ou la mort.

OBSERVATION HUITIÈME.

Fièvre typhoïde — Forme nerveuse. Accidents pulmonaires. — Chlorate de potasse. — Mort. — Autopsie.

28 mars 1864. — Crescencia Torres, âgée de 33 ans, nerveuse, d'assez bonne constitution, entra dans mon service le 27 (hier), se plaignant d'une douleur dans la poitrine, du côté droit; elle avait un peu de fièvre peut-être non épidémique. Prescription : Prendre une cuillerée toutes les heures de la potion suivante :

Eau de laitue.	60 gr.
Sirop de fleur d'oranger. . .	20 gr.
Chloroforme	50 centigr.

Aujourd'hui elle semble un peu mieux.

30 mars. — La malade a souffert encore cette nuit de la poitrine. L'auscultation ne me permet de rien découvrir. Prescription : Un vésicatoire sur le côté droit de la poitrine ; même cuillerée. Diète.

31 mars. — La malade a eu le frisson cette nuit ; aujourd'hui elle paraît accuser les symptômes de l'épidémie : chaleur à la peau, soif, inappétence, céphalalgie, langue moins humide que d'habitude. Même traitement.

1er avril. — La malade a le délire ; prostration extrême des forces, yeux injectés, langue peu humide. Prescription :

1° Potion au chlorate de potasse ;
2° Lavement avec trois grammes d'assa fœtida ;
3° Prendre dans la journée les pilules suivantes :

Camphre.	5 centig.
Extr. thébaïque.	3 centigr.

2 avril. — Son état est plus grave. Même traitement.

3 avril. — La malade à le delire continuellement mais sans agitations; la chaleur de la peau est normale; les conjonctives sont fortement injectées, le regard est triste, incertain, fixe; le pouls bat 30 fois au quart; la langue est légèrement humide, rouge aux bords et à la pointe, recouverte d'un enduit blanchâtre sur sa face supérieure; les papilles de cet organe semblent plus volumineuses. Même traitement.

4 avril. — La malade présente sur la peau des taches lenticulaires; elle est dans une prostration extrême. Même traitement.

5 avril. — Son état donne peu d'espoir; le pouls, assez sensible, bat 42 fois au quart; la langue est presque sèche. Même traitement.

6 avril. — La malade est morte hier dans la journée. J'ai fait aujourd'hui l'inspection du cadavre; voici ce que j'y ai trouvé :

La partie antérieure du sommet du poumon droit présentait des injections vasculaires assez étendues; le reste des deux poumons était pâle. Dans la cavité abdominale, la rate était volumineuse, noire, friable, crépitante, se détruisant facilement sous la pression du doigt. Le tube digestif présentait l'œsophage injecté, la muqueuse stomacale rouge et enflammée, ainsi que la portion de muqueuse du duodénum qui en était voisine. La plus grande partie de la surface interne de l'iléon était en bon état; elle présentait seulement par intervalles quelques points enflammés, dont deux ou trois, à la loupe, paraissaient ulcérés. L'inflammation s'étalait de nouveau, à mesure qu'on examinait la muqueuse, près de la valvule iléocœcale. Les plaques de Peyer semblaient engorgées; l'une d'elles, près de la valvule, me semblait ulcérée. Le gros intestin était dans sa plus grande étendue, fortement injecté, rouge violacé, ulcéré même près du cœcum. Dans l'estomac et dans l'intestin grêle, se trouvait un liquide jaune verdâtre, fétide, d'une couleur foncée dans les points où l'inflammation était manifeste. Dans le gros intestin se trouvait une grande quantité de matières fécales, d'une fétidité extrême, très-dures, divisées en pelottes et en remplissant presque toute la longueur. La vessie était en bon état, ainsi que l'utérus et ses annexes. Dans le cerveau j'ai trouvé une légère infection vasculaire, partant de la protubérance et s'évanouissant vers la base des hémisphères.

OBSERVATION NEUVIÈME.

Fièvre typhoïde très-grave — Forme nerveuse. Chlorate de potasse. — Guérison.

5 avril 1861. — Matilde Hernandez, jeune fille de l'hospice, âgée de 12 ans, nerveuse, de bonne constitution, commença à être atteinte de

l'épidémie régnante, hier 4 avril. Céphalalgie violente, soif, inappétence, tels furent les premiers symptômes. Aujourd'hui, elle est couchée dans une prostration extrême; la peau est chaude, sèche; les conjonctives injectées; le regard est morne, triste; la langue est humide, rouge aux bords et à la pointe; la malade a soif, elle est inquiète et éprouve un sentiment général de courbature. Prescription :

Potion avec 2 gr. chlorate de potasse.
Limonade minérale à volonté.
Bouillon de poulet.

7 avril. — Son état est à peu près le même; le pouls, plein et violent, bat 30 fois au quart de minute ; la langue est moins humide; la soif la tourmente beaucoup. Même traitement.

8 avril. — La maladie continue ses périodes; le pouls un peu faible et dépressible, bat 36 fois au quart de minute; la langue est sèche; la malade est dans une prostration extrême. Prescription :

1° Même potion;
2° Lavement avec :

Sulfate de quinine	*aa* 30 centigr.
Acide tartrique	
Eau distillée	150 gr.

Même nourriture.

10 avril. — La malade se trouve à peu près dans le même état; elle est très faible. La peau présente sur le ventre quelques tâches lenticulaires. La pression y éveille de la douleur. Même potion. Lavement d'eau froide.

12 avril. — Le pouls bat 38 fois au quart; les taches lenticulaires se sont étendues sur tout le corps. Même traitement.

14 avril. — Même état. — Même traitement.

17 avril. — La langue est sèche, racornie; le pouls bat 38 fois au quart. Même traitement.

18 avril. — La peau est moins chaude qu'hier; la langue présente un peu d'humidité aux bords ; le pouls est le même. Même traitement.

19 avril. — La malade paraît mieux ; elle est très faible. La langue est plus humide, blanchâtre; le pouls bat 30 fois au quart ; elle a dormi assez bien la nuit dernière.

20 avril. — Tous les symptômes semblent s'amender. Même traitement.

24 avril. — Matilde est beaucoup mieux; le pouls bat 17 fois; la chaleur de la peau est normale. Appétit. Je supprime les médicaments. Bouillon de bœuf, un potage.

25 avril. — La malade se lève.

27 avril. —Matilde est faible; je la crois guérie.

OBSERVATION DIXIÈME.

Fièvre typhoïde. — Mort.

14 avril 1861. — Calisto Moralès, soldat, jeune et vigoureux, est venu à pied à l'hôpital hier, 13 avril. Il y est arrivé vers six heures de l'après-midi, se plaignant de soif, d'un sentiment de lassitude extrême, et d'une forte douleur de tête, surtout du côté de l'œil droit. Voici dans quel état il se trouve aujourd'hui, six heures du matin : chaleur de la peau, normale; pouls filiforme, irrégulier, très lent parfois, face pâle, yeux brillants, regard incertain, fixe, immobilité complète; bouche béante; respiration haletante, comme fatiguée. Le malade est couché sur le dos, étendu de tout son long; l'intelligence obtuse, sans rien comprendre de ce qu'on lui dit; le malade garde une indifférence complète à tout ce qui se passe autour de lui. Prescription :

Faire des frictions sur tout le corps avec :

Teinture de moutarde. . . .	*aa* 30 gr.
Vin aromatique	
Ammoniaque liquide	4 gr.

Huit heures du matin. — Le malade vient de rendre son dernier soupir. Il ne m'a pas été permis d'en faire l'autopsie. Comme l'hôpital se trouve près du centre de la ville, l'autorité, cédant aux plaintes des habitants de quelques maisons voisines, a cru de son devoir de m'interdire, jusqu'à nouvel ordre, les inspections cadavériques.

Actuellement l'épidémie fait des ravages épouvantables; la population de cette ville en est alarmée et plongée dans un grand effroi.

OBSERVATION ONZIÈME.

Fièvre typhoïde. — Forme ataxique. Chlorate de potasse. — Mort. — Autopsie.

26 avril 1861. — Valentin Ruelas, homme vigoureux, d'environ 26 ans, a été amené hier dans mon service. J'ai appris qu'il est malade depuis environ huit jours; qu'il avait passé ces huit jours de maladie sans d'autres soins que ceux que la pitié obligeait ses voisins à lui prodiguer. Le malheureux Ruelas est dans un état désespérant. Son intelligence est

perdue; il n'entend rien de ce qu'on lui dit. Il a des soubresauts des tendons très forts; la langue est sèche; la peau couverte de taches lenticulaires; le pouls assez plein, 30 fois au quart; la chaleur de la peau est à peu près normale. Prescription :

Potion au chlorate de potasse d'après ma formule.
Lavement d'eau froide.
Décoction de feuilles d'oranger.

28 avril. — Le malade est plus grave; le pouls, assez faible, bat 36 fois au quart de minute; la langue est sèche, âpre au toucher. Même traitement.

30 avril. — Son état est désespérant; il est dans une agitation constante; les muscles de la face se contractent et se relâchent continuellement, ce qui produit des grimaces affreuses; les yeux roulent sans cesse dans leurs orbites. Même traitement.

1er mai. — Le malade a rendu ce matin le dernier soupir.

2 mai. — J'ai ouvert le cadavre; voici les lésions que j'y ai trouvées : les poumons, surtout le poumon gauche, étaient d'une couleur grise, parsemés çà et là de taches noirâtres ressemblant à des ecchymoses; le poumon droit adhérait fortement à la plèvre, vestige peut-être d'une pneumonie ancienne. Le parenchyme pulmonaire était affaissé, mou, sans résistance. Le cœur semblait normal. Dans le cerveau, les veines de l'hémisphère gauche semblaient présenter une distension assez forte, mais sans rupture; la couleur et la densité de la masse cérébrale étaient à leur état normal.

Dans la cavité abdominale, les lésions étaient plus considérables. La muqueuse stomacale paraissait enflammée, noirâtre du côté de la grande courbure. Les glandes de Lieberkuhn étaient noires, ressemblant à des poils couchés sur une tête rasée depuis six à huit jours. La muqueuse de l'intestin grêle offrait, dans certains points, les mêmes lésions que la muqueuse de l'estomac; dans d'autres points, elle était normale. Dans le duodénum, une des valvules conniventes présentait une ulcération de 0,004 de diamètre. Les plaques de Peyer étaient noirâtres, surtout celles qui étaient voisines de la valvule iléo-cœcale. Celle-ci était noire aussi, glissante, ressemblant à une sangsue collée autour de l'anse intestinale. La muqueuse du gros intestin était noire près de la valvule et du côté du rectum; vers son milieu, elle paraissait en meilleur état. Dans l'intestin grêle, on trouvait des matières liquides d'une extrême fœtidité, rouges noires près de l'estomac, vertes dans le duodénum, rouges verdâtres plus loin, pour redevenir noirâtres près de la valvule. Dans cet intestin, je trouvai la feuille d'une plante sudorifique (*hoïtzia coccinea*) connue vulgairement sous le nom de *espinosilla*; c'est une plante dont on fait un grand usage, sa décoction est un excellent sudorifique. Dans le gros intestin, on voyait une grande quantité de mucosités jaunâtres, fétides; j'y ai trouvé une fourmi entière, et j'ignore par quelle circonstance elle y a été introduite. Le foie, le pancréas, la vessie et les organes génitaux ne semblaient rien avoir d'anormal. La rate était extrêmement volumineuse; sa longueur était d'environ 25 centimètres sur 15 de large. Le parenchyme de cet organe était transformé en une bouillie épaisse, noirâtre; sa tunique d'enveloppe se déchirait facilement.

OBSERVATION DOUZIÈME.

Fièvre typhoïde. — Forme nerveuse. Chlorate de potasse. Mort.

30 avril 1861. — Marcelino Castaneda, âgé de 27 ans, entra dans mon service hier 29 avril; c'est un homme vigoureux, d'assez belle apparence. Il est réduit à la prison dans un cachot, où il commença à se sentir malade depuis trois jours. Céphalalgie assez intense, frisson, soif, tels furent, dit-il, ses premiers symptômes. Aujourd'hui la peau est chaude, sèche; le pouls, assez plein, bat 30 fois au quart; la langue est un peu humide; la soif le tourmente beaucoup. Prescription :

Le purger avec 30 gr. de sulfate de soude. Diète.

1er mai. — Même état. Prescription :

Potion au chlorate de potasse. Bouillon froid de poulet.

2 mai. — Le malade est congestionné de la face, les conjonctives surtout; le pouls est d'une plénitude telle, qu'il soulève le doigt; il bat 35 fois au quart; la langue est sèche, et peut-être plus volumineuse. Prescription :

1° Même potion;
2° Une saignée du bras de 180 gr.

3 mai. — Le sang tiré de la veine offre un caillot volumineux et très peu de sérosité; le pouls a baissé un peu; le malade est plus tranquille. Même potion.

4 mai. — La peau est chaude et parsemée de taches lenticulaires en abondance; la face est pâle: le pouls, assez plein, bat 27 fois au quart; la langue est humide à la pointe, jaunâtre et fendillée sur sa face supérieure; le malade éprouve des étourdissements dans les oreilles. La forme du ventre est normale, mais la moindre pression éveille d'assez fortes dou-

leurs sur la fosse iliaque droite. Le malade tousse, mais il dit qu'il y est sujet depuis plusieurs années. Même potion.

Bouillon froid de poulet. — Décoction de feuilles d'oranger.

5 mai. — Le malade n'est pas aussi bien qu'hier; le pouls augmente. Même traitement.

6 mai. — Castaneda a eu des vomissements bilieux abondants, la couleur de la peau est jaune ainsi que celle des conjonctives; la langue est sèche et pâle; le pouls, encore plein, bat 30 fois au quart; la peau est sèche et chaude; la région du foie est douloureuse.

Même traitement :
Un vésicatoire sur le côté droit de l'abdomen.

7 mai. — Le malade meurt ce matin, à une heure.

OBSERVATION TREIZIÈME.

Fièvre typhoïde très-grave. — Forme nerveuse. — Chlorate de potasse et teinture d'iode. — Guérison.

1er mai 1861. — Cirilo Arriaga, homme vigoureux, âgé de 45 ans, est entré hier dans mon service; il est atteint de l'épidémie régnante depuis cinq jours. La peau est chaude et sèche, la langue encore humide, le regard morne; le malade se plaint d'une forte douleur de tête siégeant surtout du côté du cervelet; il a soif. Prescription :

Potion au chlorate de potasse. — Lavement d'eau froide.
Bouillon froid de poulet; décoction de feuilles d'oranger.

3 mai. — Son état est à peu près le même; la langue moins humide, rouge aux bords et à la pointe; pouls assez plein offrant 28 pulsations au quart. Même traitement.

5 mai. — On trouve quelques tâches lenticulaires sur le ventre; prostration extrême du malade; le pouls bat 30 fois au quart; soif vive. Même traitement.

8 mai. — La maladie continue sa marche avec régularité; l'intelligence du malade est perdue; délire; langue sèche. Même traitement.

10 mai. — Décubitus dorsal, face pâle, nez effilé, yeux ternis, à demi ouverts; langue sèche, racornie; le malade rejette par la bouche une écume blanche; mouvements convulsifs des muscles de la face; peau chaude et sèche; pouls petit, filiforme; ventre douloureux à la pression. Prescription :

1° Potion au chorate de potasse d'après ma formule;
2° Prendre le lavement suivant :

Eau distillée	200 gr.
Teinture d'iode.	3 gr.
Iodure de potassium	1 gr.

Même nourriture.

11 mai. — Le malade offre aujourd'hui une amélioration à laquelle je ne m'attendais pas. La langue est un peu humide; le pouls, assez plein, bat 26 fois au quart; le malade est revenu à la connaissance; il ne jette plus d'écume par la bouche. Même traitement.

14 mai. Le traitement antérieur a été continué; aujourd'hui la température de la peau est normale; le pouls, assez plein, bat 21 fois au quart; les mouvements convulsifs n'existent plus; la langue est humide; sommeil normal; le ventre n'est plus doulonreux à la pression. Même traitement.

16 mai. — Le malade va mieux; urine abondante; le pouls, assez plein, bat 14 fois au quart; sommeil tranquille. Je supprime les médicaments. Deux potages.

17 mai. — Aujourd'hui le malade n'est pas aussi bien qu'hier; il a été agité, dit-il, la plus grande partie de la nuit. Prescription :

3 pilules de Meglin dans la journée. — Bouillon. — Un potage.

24 mai. — Le malade est complétement hors de danger.

Cette observation est, à mon avis, une des plus intéressantes, vu la rapidité avec laquelle le malade passa de l'état le plus grave au retour à la santé. Je crois même que, le lendemain du jour de l'application du lavement ioduré, il était hors de danger.

OBSERVATION QUATORZIÈME.

Fièvre typhoïde très-grave. — Forme nerveuse. — Chlorate de potasse. Guérison.

4 mai 1861. — Antonio Calderon, soldat, de bonne constitution, entra dans mon service hier, 3 mai. Malade depuis trois jours, voici son état actuel : Peau chaude, âpre au toucher, sèche; le pouls, assez plein, bat 30 fois au quart; langue rouge aux bords et à la pointe, humide, blanchâtre sur sa face supérieure; douleur de tête très intense, décubitus dorsal, soif, inappétence, respiration normale. Hier, il prit un purgatif de sulfate de soude 30 gr. Aujourd'hui je lui prescris :

Potion au chlorate de potasse. — Lavement d'eau froide; bouillon froid de poulet.

5 mai. — Le malade s'aggrave; les symptômes sont plus évidents; le pouls bat 32 fois au quart. Même traitement.

6 et 7 mai. — Même état, même traitement.

8 mai. — Il semblerait que le malade fût mieux; le pouls, encore assez plein, bat 29 fois au quart; la langue est humide. Même traitement.

9 mai. — Le mieux paraît se maintenir.

10 mai. — Le malade est très grave aujourd'hui; le pouls bat 32 fois au quart; la langue est sèche, rougeâtre, soif vive, peau brûlante, inquiétude extrême; il tomba de son lit la nuit dernière.

1° Même potion;

2° Frictionner le corps avec :

Vin aromatique	30 gr.
Alcool camphré	15 gr.
Ammoniaque.	3 gr.

3° Prendre dans la journée les paquets suivants :

Oxyde de zinc.	20 centigr.
Musc.	10 centigr.
Laudanum liquide.	3 gouttes.
Sucre candi	3 gr.

Divisez en 3 Paquets.

11 mai. — Le malade paraît un peu mieux; pouls à 26 pulsations au quart; chaleur de la peau presque normale; langue humide. Même traitement.

12 mai. — Il est très grave; délire, perte complète de l'intelligence; le malade a vomi environ 120 gr. d'un liquide verdâtre; pouls faible, ne dépassant pas 26 battements au quart; langue sèche. Prescription :

1° Même potion;

2° Prendre dans la journée les pilules suivantes :

Calomel.	*aa* 5 centigr.
Camphre.	
Extr. thébaïque.	

Pour 4 pilules.

3° Lavement :

Eau distillée	200 gr.
Teinture d'iode.	3 gr.
Iodure de potassium.	1 gr.

14 mai. — Le malade va mieux; langue humide, rouge aux bords et à la pointe; pouls à 23 pulsations au quart; le malade a bien dormi la nuit dernière. Même potion. Mêmes pilules. Deux potages.

16 mai. — Le mieux continue. Le pouls bat 15 fois au quart. Je suspens les médicaments. Deux potages.

24 mai. — Le malade quitte aujourd'hui l'hôpital; il est guéri.

OBSERVATION QUINZIÈME.

(Recueillie par l'auteur sur lui-même.)

Fièvre typhoïde très-grave.
Emploi du chlorate de potasse. — Guérison.

Si les observations qu'un médecin attentif peut faire sur les maladies qui atteignent ses semblables, le dirigent assez sûrement dans l'interprétation des faits pathologiques, que sera-ce lorsque ce même médecin pourra étudier le même désordre morbide sur lui-même, le suivre pas à pas, et marquer jour par jour, heure par heure, les symptômes si variés qui le caractérisent? Sous ce point de vue, on me saura gré de transcrire ici l'espèce de journal que j'ai tenu de la fièvre typhoïde dont j'ai été atteint durant l'épidémie, et que j'ai pu continuer jusqu'à ce que mes facultés intellectuelles et sensitives eussent été profondément altérées.

Vendredi, 10 janvier 1862. — L'épidémie règne encore à Guanajuato. Hier, vers deux heures de l'après-midi, en me levant de mon bureau, j'ai senti un léger frisson parcourir tout mon corps; un malaise général en fut la suite. Une demi-heure après, environ, j'ai senti une douleur lancinante se fixer à la région du cervelet.

Aujourd'hui j'éprouve le même malaise; la douleur de la tête ne m'a quitté que pendant mon sommeil; j'ai passé la nuit avec tranquillité, dormant à peu près comme à l'ordinaire; mon pouls, qui d'habitude marque 64 pulsations, bat aujourd'hui 80 fois.

11 janvier. — La céphalalgie qui, comme d'un centre, part du cervelet, est aujourd'hui plus forte. Je me sens fatigué, inappétent; j'ai soif; le pouls, assez plein, bat 92 fois.

12 janvier au soir. — Même état; je suis plus constipé que de coutume; ma peau est sèche et chaude. J'ai encore assez bien dormi la nuit dernière.

13 janvier au soir. — La peau est sèche et chaude, la transpiration nulle; j'ai soif; les yeux sont légèrement injectés; le pouls bat 110 fois par minute; constipation. Je puis encore vaquer à mes occupations. Point de traitement.

14 janvier au matin. — J'ai mal dormi la nuit dernière; mon sommeil a été troublé par des rêves extravagants. Le pouls bat 110 fois; soif, inap-

pétence. Ma langue est assez sèche, rougeâtre aux bords et à la pointe; sa surface supérieure est recouverte d'un enduit jaunâtre. Les membres me font mal.

14 janvier au soir. — Je me sens plus malade; la peau, sèche et chaude, présente sur les avant-bras quelques taches pétéchiales; il en est de même sur le ventre; ici encore on découvre quelques vésicules de sudamina. Le pouls, assez plein, bat 120 fois par minute; ma langue est rouge, sèche, et peut-être plus volumineuse qu'à l'état normal. J'ai une grande envie de boire des boissons rafraîchissantes, acidulées; la tête me fait encore beaucoup de mal, surtout au cervelet; parfois, j'éprouve des étourdissements dans les oreilles; ma face est injectée, ainsi que les conjonctives. Je me regarde dans un miroir, et ma physionomie présente un regard doux, morne, triste; ce n'est pas le regard d'un homme affligé moralement, car je ne crains pas de mourir. Je déclare observer de sang-froid ma position; si, à cause de mon âge (28 ans) et de ma constitution j'ai quelques chances de vie, je trouve néanmoins que j'ai beaucoup de probabilités de mort. Je me tiens encore debout; aujourd'hui, il m'a fallu lutter avec moi-même pour ne pas me coucher et pouvoir vaquer à mes occupations comme d'habitude. Point de traitement.

Sans avoir le frisson, je vois mes bras agités de mouvements convulsifs involontaires, surtout dans mes mains. Je sens que ma raison s'égare parfois, et me vois en proie à une lutte intérieure entre ma volonté, ma raison et les progrès du mal. Je me sens entraîné à des méditations d'une douce mélancolie. L'idée de laisser sur terre ma famille, me tourmente beaucoup; j'en ai parfois les larmes aux yeux; cependant, je découvre dans le fond de mon âme l'espoir de survivre, et c'est peut être à cet espoir qu'est dû mon sang-froid actuel. La providence est là; je me confie à ses soins.

1er avril 1862. — Me voici encore debout. Je reprends donc la plume, et continue mes reflexions. Je vais donner suite à ma propre observation, le faisant seulement sous la dictée des souvenirs que je conserve encore.

Le 14 janvier. — Rentré chez moi avec les symptômes précités, je me suis mis à faire de l'exercice à l'aide de deux altères de fer, dans le but de provoquer la transpiration cutanée; sous l'influence de ces mouvements actifs, la courbature générale disparut pour ne plus revenir; la peau devint plus chaude, mais point de transpiration. Je me suis ensuite mis au lit où j'ai pris un bain de vapeur et une tasse de décoction de bourrache sucrée; j'ai ruisselé de sueur pendant toute la nuit que j'ai passée dans une inquiétude extrême.

Le 16 janvier. — Je me sentais un peu mieux; je me suis administré un vomitif le matin, et, dans le reste de la journée, j'ai pris par cuillerées une potion contenant 3 grammes d'acétate d'ammoniaque.

Le 17 janvier. — Même état; je me suis fait appliquer sur la rate un emplâtre de ciguë recouvert d'iodure de plomb pulvérisé.

Le 18 janvier. — Un de mes confrères m'ordonna l'éméto-catartique suivant :

Infusion de camomille.	300 gr.
Sulfate de soude.	30 gr.
Tartre stibié.	40 centigr.

A prendre en deux fois à une heure d'intervalle.

J'en ai pris la moitié; j'ai vomi plusieurs fois dans la journée et j'ai eu plusieurs selles. Dès lors, je suis tombé dans un extrême abattement; j'étais au commencement du second septénaire.

Je ne puis dire dans quel état je me trouvais le 19 janvier; la memoire me manque. J'exposerai cependant quelques vagues souvenirs que je conserve de ces jours de ma demi-existence :

Je me rappelle avoir éprouvé souvent une grande envie de vomir; mais cette envie était produite par l'action mécanique de la sécheresse du gosier et de la langue.

J'avais une extrême répugnance à boire les potions médicinales; mon seul désir était l'eau glacée que je buvais avec avidité. J'invoque ce souvenir, à l'appui de ce que j'ai dit plus haut sur les potions abondantes dans le traitement de la fièvre typhoïde.

Un jour, après quelques instances de mon confrère Mauro Cordoba qui m'assistait alors, j'ai pris la potion au chlorate de potasse d'après ma formule; quelques minutes après l'avoir prise, j'ai senti se décoller de ma bouche les fuliginosités abondantes qui tapissaient ma langue et la voûte palatine; je suis revenu à ma raison et à la vue du docteur Cordoba, je lui ai dit : « Confrère, vous m'avez rendu la vie; » ma langue s'est humectée et j'ai passé en assez bon état, la plupart de la journée. Pendant la maladie, j'ai pris, m'a-t-on dit, cette potion plusieurs fois.

Lecteur, je ne suis rien ; je suis un chercheur avide, et non un inventeur habile, mais pardonnez-moi si à ce souvenir, je me félicite de l'application heureuse du chlorate de potasse contre la fièvre typhoïde.

Vers la fin du second septénaire, j'avais, dit-on, le cerveau attaqué. Le docteur Cordoba m'appliqua deux vésicatoires aux bras, sur les biceps; je me rappelle qu'ils m'ont fait beaucoup de bien, mais j'en conserve un souvenir très vague, comme si plusieurs années de ma vie s'étaient écoulées depuis le jour de leur application.

Dans les premiers jours de la convalescence, je fus pris de vomissements et de convulsions assez fréquentes; j'étais dans une inquiétude extrême; mes yeux roulaient involontairement et sans cesse dans leurs orbites. C'était peut-être le défaut de nutrition, car si on me faisait prendre du thé coupé avec du lait, ou du chocolat, les vomissements disparaissaient et je jouissais d'un sommeil paisible pendant deux ou trois heures.

Le dernier trouble qui me resta de la fièvre typhoïde fut l'insomnie ; je passais les nuits dans une inquiétude continuelle, me tournant de tous côtés dans mon lit.

Pour terminer ma guérison, je suis allé faire un voyage jusqu'à la ville de Patzcuaro, située à 70 lieues S. O. de Guanajuato. A une lieue de la ville de Patzcuaro se trouve un beau lac qui porte le même nom. Son étendue de 18 lieues, sa position pittoresque, son climat doux et agréable et l'admirable fécondité qui l'entoure, le rendent digne d'être élevé au rang des merveilles de la nature. Le lendemain de mon arrivée à Patzcuaro, je me suis rendu à l'endroit du lac; j'y ai passé une journée sur un bateau plat que deux Indiens faisaient aller à la rame. La nuit suivante j'ai bien dormi, et dès lors, je goûte de mon sommeil comme avant de tomber malade. Quelques jours après, j'ai repris mon chemin pour Guanajuato, où je suis de retour depuis quatre jours.

Je pourrais citer encore un grand nombre d'observations, mais je crois que celles que je viens de développer suffisent pour donner une idée juste de l'épidémie régnante. Actuellement même, elle fait beaucoup de victimes, mais moins cependant que dans les mois de mars, avril et mai. Je fais encore usage du chlorate de potasse, et je n'ai qu'à me louer de ses bons résultats. Si mon illustre maître, le docteur Ricord, croit que ce sel soit digne d'être élevé au rang d'un spécifique contre la stomatite mercurielle, je ne le crois pas moins utile dans le traitement de la fièvre typhoïde. Qu'il me soit permis d'exposer quelques réflexions, résultant de mon expérience personnelle, à l'égard de son action sur l'affection qui m'occupe.

L'action oxygénante du chlorate de potasse, dans une maladie où la décomposition du sang est une des premières altérations pathologiques, m'a paru devoir être mise à profit. Il y eut un temps, au moyen âge, où l'on comparait l'estomac à une cornue à deux tubulures; c'est une comparaison gratuite si l'on veut, mais qui touche, je crois, par quelque point à la vérité; comparant donc l'estomac à cet appareil chimique, élevé à la température de 37°, et sachant que ce sel est parfaitement toléré par l'économie, aucun autre agent ne m'a paru plus conforme à remplir les indications que le raisonnement m'avait fournies.

Pour ma part, je ne peux pas exposer ici la série de réactions chimiques que cette substance subit en présence des sucs qui se trouvent dans le tube intestinal, tels que le suc gastrique, la bile, le suc pancréatique, etc.; cependant, je crois que le chlorate de potasse, en se décomposant, dégage de l'oxygène qui est absorbé à travers les parois des intestins. De plus, la propriété désinfectante du chlore sur l'acide sulfhydrique; l'alcalinité de certains sucs, comme celui du pancréas qui favorise, sous l'influence de la température, la décomposition de chlorate, me font croire encore que les probabilités sont en faveur de ce sel dans la maladie en question. Ces probabilités me semblent se rapprocher d'autant plus de la vérité, que les résultats de l'expérience viennent à l'appui de la théorie.

Favoriser par une combinaison appropriée des médicaments l'accomplissement des fonctions physiologiques de l'organisme, troublées par une cause morbide, tel est le but que je me suis proposé et sur lequel j'ai réglé ma conduite dans le traitement de la fièvre typhoïde.

Afin de remédier au changement qu'éprouvent dans leur quantité les éléments du sang, j'ai mis à profit les propriétés du chlorate de potasse. La formule que j'ai adoptée est celle-ci :

Eau commune.	90 gr.
Sirop de salsepareille.	30 gr.
Chlorate de potasse.	3 gr.

A prendre en trois fois dans la journée.

Cette formule est celle que je prescris chez l'adulte; j'en diminue les proportions suivant les âges des individus; 2 grammes de chlorate chez les individus de la seconde enfance; 1 gramme chez ceux de la première. J'ai donné la préférence à l'eau commune, comme étant mieux tolérée par l'estomac et ayant, de plus, l'alcalinité que l'eau distillée n'a pas. J'ai choisi le sirop de salsepareille, en vertu de ses propriétés dépuratives sur le liquide nourricier.

A l'égard du tube digestif, je prescris le moins possible de médicaments et de substances alimentaires. En ce qui concerne les médicaments, l'expérience m'a appris à ne point adopter l'usage des potions abondamment chargées de véhicule; il me semble avoir constaté que les potions administrées en grande quantité étaient souvent nuisibles. A l'état de parfaite santé, l'ingestion abondante d'un liquide dans l'estomac produit quelquefois des vomissements et des troubles cérébraux plus ou moins intenses; administrer abondamment des médicaments dans la fièvre, c'est, je crois, favoriser l'apparition de ces symptômes, d'autant plus qu'ils ont déjà une grande tendance à se montrer par l'effet même de l'altération du sang; l'intention du médecin est sans doute très bonne, mais, dans ce cas, la nature agit comme il lui plaît, et non comme le médecin l'ordonne. Les lésions intestinales de la muqueuse et des plaques de Peyer, cet état de turgescence que la première présente à peu près partout, sont autant de causes qui doivent porter le médecin à s'abstenir de l'emploi des médicaments liquides en abondance. Toutes ces altérations sont autant d'entraves à la chymification, à la chylification et, par conséquent, à l'absorption même. Dans la fièvre typhoïde sans complications, il n'y a pas d'inconvénient d'accorder aux malades l'eau froide ou la limonade minérale prescrite par les auteurs; mais il n'en est pas de même quand il s'agit de lui administrer des potions que la nature reçoit avec une grande aversion.

Il n'est pas douteux, pour moi, que dans la fièvre typhoïde, les mouvements perystaltiques diminuent beaucoup de leur énergie habituelle; cette inertie devient plus manifeste à mesure que la maladie arrive de son maximum de gravité; aussitôt qu'elle décline, on voit reparaître ces mouvements, constatables par l'expulsion abondante de matières excrémentitielles, malgré la diète à laquelle sont soumis les malades. J'ai quelquefois constaté dans les excréments expulsés à la fin du second septénaire, la présence de noyaux de fruits que les malades avaient mangés avant même l'invasion de la maladie.

D'ailleurs, les intestins, par là, ne font que prendre part au manque de vitalité qu'éprouve l'économie tout entière, sous l'influence de la cause morbide. La rétention d'urine, assez fréquente dans le cours de la fièvre typhoïde, prouve l'inertie de la vessie; sa rareté, plus fréquente encore, nous fait voir l'inaction des reins. Lorsque la fièvre décline, les malades sont quelquefois sujets à des émissions abondantes d'urine, qui dans la pleuralité des cas sont de bon augure; c'est un de ces phénomènes désignés sous le nom de crises; la nature semble se réveiller et rentrer dans ses fonctions normales. La sécheresse de la langue nous indique le manque d'activité des glandes salivaires; cet organe devient de plus en plus humide à mesure que la guérison s'effectue. La sécheresse de la peau nous fait voir encore l'inaction des glandes sudoripares. Il n'est pas rare de voir s'opérer, par l'enveloppe cutanée, une crise favorable, sous forme de sueurs copieuses. Le délire, l'état comateux, enfin, la perte de l'intelligence nous montrent encore le trouble des fonctions cérébrales. En un mot, dans cet enchaînement admirable de notre organisation, toutes les parties de l'économie éprouvent l'influence du mal qui a atteint premièrement le liquide de la vie.

Dans le cours de cette année, j'ai eu occasion d'observer les effets de la fièvre typhoïde, chez les habitants de certaines campagnes éloignés de la ville. Misérables et relégués dans les montagnes où ils habitent de petites chaumières bâties à la légère, ils ne sont pas à la portée de la philanthropie de la société. Privés des secours de la médecine, les habitants de ces lieux solitaires font usage de certaines plantes médicamenteuses qui croissent autour d'eux, n'ayant d'autre expérience que celle qu'une dure nécessité les oblige d'acquérir. Habitués à des travaux rustiques, ils sont en général d'une bonne constitution. Un grand nombre des malades que j'y ai vus avaient guéri. Pour ma part, je n'attribue pas ces résultats aux effets des médicaments dont ils se servent contre la fièvre typhoïde; je crois que les efforts de la nature chez eux suffisent pour en triompher.

Il est des lésions intestinales qui peuvent être combattues directement; je veux parler de celles qui siégent dans le gros intestin; à cet effet j'ai employé les lavements quotidiens d'eau froide, et surtout des lavements iodurés (voyez l'observation 13); je n'ai nullement lieu de douter de leur action bienfaisante.

A l'égard des troubles de l'innervation, je m'en suis tenu à la prescription des auteurs, c'est-à-dire à l'application des révulsifs cutanés, des antispasmodiques et des narcotiques; vu l'état du sang, je crois qu'il faut être extrêmement prudent dans la prescription de ces derniers.

Avant d'exposer le traitement que j'ai suivi dans ma pratique, qu'il me soit permis d'émettre mon jugement sur ceux qui ont été préconisés par les auteurs. Quelques médecins, depuis Hecquet, considérant la fièvre typhoïde comme le résultat de « la constriction de la fibre, de la pléthore, » ont adopté comme base du traitement la médication antiphlogistique et les boissons délayantes. Il en est d'autres qui, l'attribuant à une extrême faiblesse de l'organisme, se sont laissé séduire par l'effet de la médication tonique. Stalh et

Juncker ont prétendu que la fièvre était un effort salutaire de la nature, et que le quinquina était incapable de la guérir. Enfin chacun, guidé par sa théorie, a proposé sa méthode.

Voici ce que j'en pense, à juger par l'épidémie dont je viens d'être témoin. J'ai dû prendre en considération l'influence de nos climats, le tempérament qui prédomine chez les habitants, et leurs habitudes même, pour user des moyens thérapeutiques et des aliments d'une manière un peu différente de celle qui a été conseillée en France et peut-être en Angleterre.

I. — MÉDICATION PURGATIVE.

Dans quelques cas où j'ai observé les effets des purgatifs employés avec fréquence dans la fièvre typhoïde, j'ai remarqué que la prévision de la théorie était plus séduisante que les résultats de son application. Bien souvent leurs résultats sont funestes; d'autres fois la convalescence traîne en une longueur démesurée; il faut un temps bien long pour que les malades reprennent leurs forces. Dans les pays septentrionaux où la vigueur des habitants est plus forte, où la vie est active, où le tempérament sanguin prédomine, peut-être l'utilité de cette médication est-elle plus grande; mais dans nos climats ou règnent les circonstances précisément contraires, je suis loin de partager cette opinion. En dehors de l'influence de nos climats, voici d'autres raisons qui me font adopter cette manière de voir :

Tant que la fièvre typhoïde se développe, les malades présentent une vigueur telle, qu'au premier abord on serait porté à faire usage des remèdes débilitants. Je crois que le médecin doit en user avec une extrême prudence, car cette vigueur n'est qu'apparente; je la considère comme un symptôme capital pour juger de la gravité du mal. Lorsque la fièvre tire vers son déclin, au contraire, il survient une dépression des forces d'autant plus considérable, que la vigueur a été plus forte; c'est alors que se révèle l'adynamie. Les purgatifs employés avec fréquence ne diminuent en rien ce *symptôme vigueur*, tandis qu'ils favorisent la dépression des forces dans la période de déclin; de là les convulsions ou les complications de tout autre nature.

D'ailleurs, un purgatif étant administré, sait-on d'une manière positive si le mélange ou la combinaison de ses éléments dans le torrent circulatoire n'est pas nuisible à l'économie tout entière? La raison répond par l'affirmative, et les résultats me semblent le confirmer.

II. — MÉDICATION TONIQUE.

Cette médication ne peut pas, ce me semble, constituer à elle seule la base du traitement de la fièvre typhoïde; je crois son application utile au moment où la maladie tire vers son déclin. Elle est l'antagoniste de la médication purgative. Celle-ci doit être administrée dès que la maladie envahit, mais, pour les raisons précitées, on ne doit pas la continuer; l'autre, au contraire, doit être administrée lorsque la convalescence s'annonce, et continuée plus ou moins longtemps, suivant la promptitude avec laquelle s'opère le rétablissement du malade; mais, tant que la maladie se développe, les effets de la médication tonique me semblent aussi nuisibles que ceux de la médication débilitante.

A cet égard, je suis loin de partager l'opinion du docteur Grave, de Dublin « La fièvre typhoïde, dit ce praticien, est le résultat d'une » intoxication; son symptôme le plus saillant est la faiblesse; aussi » l'indication suprême est-elle de soutenir et de réparer les forces du » malade (1). »

Que la fièvre typhoïde soit le résultat d'une intoxication, j'en conviens, mais je ne puis nullement admettre que la faiblesse soit son symptôme le plus saillant, d'autant moins que, dans les fièvres bien franches, la faiblesse ne se montre qu'au moment du déclin. D'ailleurs, si elle n'apparaît pas pendant que la maladie se développe, peut-elle être considérée comme un symptôme? Les malades, comme je l'ai dit plus haut, loin d'être faibles, semblent au contraire plus vigoureux; la plénitude du pouls, la turgescence de la face, l'injection des conjonctives et la force musculaire des individus paraissent indiquer, contrairement à l'expérience, l'emploi des antiphlogistiques. Pour ma part donc, la faiblesse, chez les malades de fièvre typhoïde,

(1) *Génie industriel*, n° 88, t. XV. Année 1858. — Armengaud.

est une conséquence forcée de l'intoxication, mais jamais un symptôme.

S'il en est ainsi, je conclus que le docteur Grave est encore tombé dans une erreur quand il dit : « L'indication suprême est de soutenir et de réparer les forces du malade. » Pour moi, je le répète, l'indication suprême est de favoriser les fonctions physiologiques de l'économie troublées par une cause morbide. Les principaux organes du corps humain, comme l'appareil de la circulation, celui de l'innervation et celui de la digestion, en éprouvent les ravages; ces organes sont bien différents les uns des autres. La médication tonique pourra-t-elle, à elle seule, remplir toutes les conditions pour y remédier? Je ne le pense pas.

Le docteur Grave, usant des indications que sa théorie lui suggère, donne à ses malades de fièvre typhoïde, dès leur entrée à l'hôpital, de 120 à 400 grammes d'eau-de-vie. Je suis persuadé que cette application ne peut pas avoir lieu dans nos pays, vu l'influence du climat sur les habitudes des Mexicains.

Dans les pays septentrionaux, l'usage du vin est indispensable à la vie; mais, dans nos pays, il est plutôt nuisible, vu la température et surtout leur élévation au-dessus du niveau de la mer. Aussi, quand il me faut avoir recours à la médication tonique, je choisis de préférence les préparations martiales, ou bien le vin de Xérès administré par petites doses, ayant toujours égard à la constitution physique des malades.

III. — MÉDICATION ANTIPHLOGISTIQUE.

Cette méthode me paraît en opposition complète avec la théorie que je me suis formée, et l'expérience que j'ai acquise dans le traitement de la fièvre typhoïde. Je m'écarte, à cet égard, de l'opinion des auteurs qui préconisent contre cette affection, la saignée coup sur coup; l'influence de nos climats y est peut-être pour beaucoup.

M. Delarroque, en parlant d'une manière générale de l'emploi de la saignée dans la fièvre typhoïde, dit qu'elle produit toujours de mauvais effets (1).

(1) *Traité de la fièvre typhoïde*, 1847.

Quant à la saignée modérée, j'ai encore remarqué qu'il faut être extrêmement prudent dans sa prescription. M. Louis prétend que son influence est très limitée.

Forget, qui en cela n'est pas d'accord avec les partisans de l'École de Montpellier, prescrit la saignée dans la fièvre à forme inflammatoire. Quissac, l'interprète de la doctrine des éléments morbides, Quissac, qui fait honneur à la même École, dit en parlant de la saignée :

« Elle ne doit être employée que contre les symptômes d'irritation » qui viennent ordinairement, dans le principe, compliquer le phé- » nomène de l'ulcération. On combat cet accident afin de laisser à » la maladie toute la simplicité qu'elle est susceptible de présenter; » c'est là que l'on s'arrête (1). » J'avoue que cette théorie a quelque chose de charmant, car au premier abord, en la lisant, on serait porté à croire que le traitement de la fièvre typhoïde est définitivement trouvé; cependant, je crois très-difficile, dans la pratique, de saisir ce moment *où l'on s'arrête ;* très-souvent, malgré les efforts du médecin, la fièvre continue sa marche, et ce n'est que la mort qui en arrête le cours.

Valleix, après avoir exposé les raisons émises par les auteurs qui préconisent la saignée dans le traitement de cette affection, déduit « que la saignée modérée n'a qu'une faible action, que rien ne » prouve qu'elle ait la grande efficacité qu'on lui attribue. »

M. le docteur Jimenez, Mexicain, présenta, en 1844, un mémoire sur la fièvre typhoïde qui me semble remarquable; on y trouve des détails intéressants concernant les différences, qui existent entre la fièvre typhoïde observée à Mexico et celle qui a été décrite par les auteurs français. Voici comment il s'exprime au sujet des émissions sanguines contre cette affection : « Las emisiones sanguineas gene- » rales y locales, son un medio a que frecuentemente he recurrido » con ventaja; pero en circunstancias determinadas, y no como a » un plan general de curacion. Creo haber notado que bajo su » influencia desaparece la cefalalgia y los dolores de vientre; pero » no he visto que tengan accion alguna sobre el delirio, las con- » vulsiones, la agitacion y demas sintomas cerebrales, la calentura, » las inflamaciones del pulmon, ni sobre todo ese conjunto de sin-

(1) Quissac, chap. VI, t. II.

» tomas que constituye la gravedad de la fievre; y me inclino à dar
» la razon a los que opinan, que las sangrias immoderadas preci-
» pitan y hacen mas profunda la adinamia en el ultimo periodo. »

Pour ma part, je crois qu'il faut être extrêmement prudent dans l'emploi de la saignée contre la fièvre typhoïde; l'expérience m'a fait voir que la pluralité des cas traités par cette méthode, étaient funestes.

A. Guanajuato, pendant le cours de l'épidémie dont il reste encore quelques cas (avril 1862), j'ai employé une seule fois la saignée sur le malade qui fait le sujet de l'observation nº 12. Son premier effet parut favorable, mais bientôt il s'aggrava.

Je ne prétends pas proscrire absolument l'emploi de la saignée dans le traitement de cette fièvre; mais, en présence de la diversité d'opinions émises par les auteurs; tenant compte de l'altération pathologique du sang; guidé par la théorie que cette altération m'a suggérée et par l'expérience que j'ai acquise, je crois que dans la pratique, le médecin devra le plus souvent s'en abstenir dans le cas d'une véritable fièvre typhoïde.

IV. — MÉTHODE EXPECTANTE.

Dans la fièvre typhoïde, cette méthode ne peut pas non plus être employée exclusivement à toute autre; ce serait laisser une affection grave aux seuls efforts de la nature, et proscrire dans son traitement le secours de la médecine; je crois également qu'elle ne doit pas être négligée complétement. S'il est indispensable d'attaquer le mal avec énergie, il est utile aussi de rester parfois à l'expectative. La marche de cette affection est bien propre à exercer la sagacité du médecin observateur; tout le secret de l'art de la médecine consiste à savoir aider les efforts de la nature. Il ne s'agit pas seulement de connaître l'action des médicaments sur l'organisme; dans une maladie périodique comme la fièvre typhoïde, il faut surtout choisir le moment favorable pour leur application; c'est un point très-difficile sans doute, mais il est indispensable d'agir ainsi. L'application immodérée des médicaments dans cette affection me paraît nuisible; je crois que dans certains cas où les efforts de la nature pourraient prendre la plus grande part dans la cure des malades, les médicaments favorisent l'issue funeste. Je m'en explique la cause, quand je pense à l'état où se trouvent les principaux ressorts de la machine humaine.

Le médecin donc ne doit pas chercher à corriger le mal, seulement par des moyens thérapeutiques. Chez un malade atteint de fièvre typhoïde, deux choses sont en opposition : la nature qui tend à la guérison, et la maladie qui tend à détruire la nature ; ici, le médecin prend fait et cause pour celle-ci ; s'il est vrai qu'il doit aider ses efforts, il n'en est pas moins vrai qu'il doit lui laisser sa part dans la lutte.

Pendant le cours de l'épidémie, j'ai parcouru quelques campagnes qu'elle avait envahies. En traversant ces vastes et mélancoliques solitudes, j'ai trouvé, çà et là, quelques chaumières d'indigènes où les malades étaient étendus sur de simples paillassons, sans être suffisamment couverts, respirant souvent un mélange d'air et de fumée, manquant, enfin, de tous les soins hygiéniques. Leur traitement ne consistait que dans des décoctions de certaines plantes qui croissent autour d'eux, et que la nécessité de se soigner d'une manière quelconque les oblige d'employer ; plusieurs de ces malades échappaient à la mort, leur constitution physique les mettant en état de résister aux périodes de l'affection. Ces faits me semblent confirmer l'utilité de la méthode expectante.

Cette méthode, disons-le tout de suite, a contre elle un ennemi puissant : c'est l'ignorance du vulgaire. Il arrive souvent que le bon sens, sous le brouillard de l'ignorance, présente à l'esprit du vulgaire des idées claires en apparence, sur des maladies où les médecins mêmes ne voient les choses que d'une manière confuse. A l'égard de ces préjugés, il faut se comporter comme à l'égard des défauts des hommes : les comprendre, n'en rien dire, agir pour l'acquit de sa conscience.

V. — MÉDICATION RÉVULSIVE.

Parmi les remèdes à appliquer contre la fièvre typhoïde, l'emploi des vésicatoires n'est pas, je crois, des plus faciles. Le vésicatoire est ici une lame à deux tranchants ; car, s'il est vrai qu'il précipite souvent le retour du malade à la santé, dans quelques cas il précipite aussi le terme de sa vie. Son utilité est incontestable, mais il faut savoir choisir le moment favorable pour l'appliquer.

Le docteur Taupin, qui s'est occupé de la fièvre typhoïde des enfants, en blâme l'emploi lorsque l'ataxie prédomine.

Un obstacle sérieux qui m'a fait souvent hésister à l'employer, est l'action de la cantharide sur le col de la vessie ; d'autant plus que la rétention d'urine est une complication qui se montre assez fréquemment dans le cours de cette fièvre ; aussi, afin de remédier autant que possible à cet inconvénient, j'ai fait usage, comme le conseillent les auteurs, des vésicatoires préalablement saupoudrés de camphre.

Les vésicatoires ne doivent jamais être employés au commencement de la maladie. A l'égard du lieu d'élection, je les place à la nuque, aux jarrets ou au bras. Lorsque, vers la fin du second septénaire, le cerveau est troublé, que la face et surtout les conjonctives sont injectées, je les fais poser sur la nuque. Lorsque le trouble du centre nerveux se manifeste par un état comateux très-prononcé, je les applique aux bras ou aux jarrets. Les vésicatoires prescrits, suivant ces indications, m'ont donné des résultats favorables incontestables.

Les révulsifs plus faibles, comme les sinapismes, les frictions avec la teinture de moutarde, doivent être prescrits pendant le cours de l'affection. C'est un obstacle, faible peut-être, aux fluxions portées sur le cerveau ou sur tout autre organe splanchnique.

Il est un révulsif, intestinal et topique à la fois, que j'ai employé plusieurs fois avec grand avantage ; je veux parler de la teinture d'iode administrée en lavements. L'action bienfaisante de cette substance sur la muqueuse du gros intestin engorgée, ulcérée peut-être, m'a donné des résultats vraiment remarquables. A quelques différences près, je l'ai appliquée comme le conseille Delioux dans le traitement de la dyssenterie.

La première fois que j'ai appliqué cette teinture en lavement, fut sur l'individu qui m'a fourni l'observation n° 13. Depuis cette époque et pendant le long cours de l'épidémie, je l'ai appliquée avec fréquence sur des malades de la ville confiés à mes soins ; j'en ai toujours tiré de grands avantages.

VI. — HYDROTHÉRAPIE.

Il en est de certains remèdes comme des modes de Paris; on les accueille avec un enthousiasme incroyable pour les laisser tomber en desuétude au bout d'un certain temps. Telle a été, dans nos pays, la manière dont cette méthode fut reçue.

Il y a quelques années, trois prêtres sont venus parcourir les villes du Mexique en préconisant l'emploi de l'eau froide contre toutes les maladies. La méthode de Priessnitz, conseillée par des hommes revêtus de l'habit religieux, prit dans l'esprit du vulgaire un ascendant tel, qu'il y eut alors des personnes assez fascinées pour considérer les cures ainsi obtenues comme des cures merveilleuses; à leurs yeux, les trois propagateurs semblaient jouir d'un privilége exclusif de la Divinité.

L'eau froide est évidemment un moyen thérapeutique d'une utilité incontestable; nos trois personnages en ont en effet obtenu quelques bons résultats; mais de ces cas particuliers, ils ont eu la prétention d'établir une règle générale et même absolue, sur l'emploi de l'eau froide contre certaines maladies. Ils étaient la dupe de leurs propres observations tout en agissant, il faut l'avouer, consciencieusement. Cependant, je crois que quand il s'agit de faits scientifiques, il faut plus que la conscience, la science; peut-être en manquaient-ils, et comme preuve, je vais citer quelques lignes d'un livre sur l'hydrothérapie publié en 1849, par l'un d'eux, par Fr. Eméterio Saez de Eredia. Je les traduis de l'espagnol : « La plupart des gens, dit-il, ignorant le langage de la faculté, ne peuvent » faire autrement que de la craindre. Et en vérité, pourquoi cette » science parle-t-elle un langage inconnu de ceux auxquels elle » procure le bien-être? N'ose-t-elle pas subir un examen, comme » les autres sciences qui parlent notre langage le peuvent subir sans » crainte? Oh! mystère de la médecine! Ce mystère n'appartient » qu'à vous, qui appartenez aux écoles de Gallien et de Boerhaave; » *cœteris autem in parabolis, ut videntes non videant et audientes* » *non intelligant.* C'est ainsi que les hommes comprennent votre » langage, comme s'ils entendaient de l'arabe; de même qu'ils » voient l'infusion d'un ensemble de drogues dans une bouteille » sans connaître ni ses vertus ni ses effets. »

Il faut, je crois, réfléchir un peu sur les choses qu'on veut livrer à la publicité. M. Eredia, peut-être, aurait-il bien fait de penser un peu plus avant d'écrire ces lignes. Quelles sont donc les autres sciences qui parlent notre langage? S'il les examine une à une, peut être comprendra-t-il autant qu'il ne paraît comprendre de la médecine. Chaque science possède évidemment des termes techniques pour exprimer les idées qui sont de son ressort, et qu'on ne peut comprendre à moins d'en avoir fait une étude spéciale. M. Eredia n'aura pas de peine à admettre avec moi, que les mathématiques constituent une science claire et exacte; cependant, tous ne sont pas à même de comprendre ce que c'est qu'un parallélipipède ou une cotangente trigonométrique.

L'anatomie est une branche de la médecine, peut être la plus exacte; cependant on ne saura pas ce que c'est que le grand hypocampe ni la valvule tricuspide si on ne l'a pas appris. La science est là pour tous, mais les connaissances scientifiques ne sont que pour ceux qui s'y livrent; la science infuse n'est plus de notre époque.

Pour terminer ces considérations, je vais encore citer quelques mots de ce singulier livre. Après avoir donné la description de la manière dont il faut se servir de l'eau froide contre la fièvre typhoïde, M. Eredia dit: « Quiconque connaissant cette méthode meurt de fièvre, c'est parce qu'il le veut ainsi (*El que noticioso de este método muere con fievre, es porque quiere*). » Je suspens mon jugement sur ces idées, qui suffisent par elles-mêmes pour faire apprécier du mérite de l'ouvrage.

VII. — MÉDICAMENTS NARCOTIQUES.

Parmi les médicaments de cette classe, j'ai donné la préférence à l'opium. Afin d'éviter en partie son action sur le cerveau, il m'a paru utile de l'associer au calomel, vu l'effet révulsif de celui-ci sur le tube intestinal. Cependant, ayant en considération la diminution de la fibrine dans le sang des fébricitans, et la propriété que possèdent les préparations mercurielles de favoriser cette diminution, j'ai eu soin de m'en servir à de très-petites doses. Voici d'ailleurs la formule qui m'a paru préférable :

Calomel.	*aa* 5 centigr.
Camphre.	
Extr. thébaïque.	

Pour 3 pilules à prendre dans la journée.

J'ai prescrit ces pilules lorsque l'agitation, le délire, l'insomnie étaient les symptômes prédominants.

Les préparations opiacées unies à d'autres antispasmodiques comme la valériane, l'assa fœtida, ainsi que le conseillent quelques auteurs, doivent, ce me semble de préférence être administrées en lavements; toujours dans le but de ne pas ingérer copieusement des substances médicales dans l'estomac, et laisser la grande part que réclame la méthode expectante dans le traitement de cette affection.

Je me suis servi plusieurs fois de ces lavements; grand nombre de malades ont été guéris, mais il ne m'a pas été possible d'apprécier la part qu'il ont prise directement dans la cure.

VIII. — Aliments.

La question du régime alimentaire chez les malades de fièvre typhoïde, est une de celles qui réclament le plus de fixer l'attention du médecin. N'admettant pas l'opinion du docteur Grave, de Dublin, qui fait consister le symptôme le plus saillant de la fièvre typhoïde en *une extrême faiblesse*, je ne partage pas non plus son opinion sur l'administration des aliments. « Au malade qui entre dans mon ser- » vice (*loc. cit.*), on lui donne, dès son entrée à l'hôpital, par vingt- » quatre heures, de 120 à 400 grammes d'eau-de-vie, de vin de Porto » ou de Xérès, quelques bouillons de poulet ou de bœuf, du thé, etc. » Aussi, loin de présenter le teint cachectique et déprimé de nos » malades (de France), les malades de Dublin montrent une physio- » nomie colorée, fraîche; la maladie a revêtu ce caractère franche- » ment inflammatoire, ce qui permet de la dominer plus facilement. » Sous l'influence de ce régime, les symptômes graves prennent, » pendant vingt-quatre ou quarante-huit heures, un caractère plus » alarmant; mais tout d'un coup le mieux apparaît, le délire cesse, le » pouls tombe, la convalescence s'établit et marche rapidement. »

Si en Angleterre, où les individus sont forts et vigoureux, ce régime alimentaire ainsi prescrit produit des résultats si favorables, je crois qu'il devrait présenter les mêmes chances de salut dans nos pays, où les habitants sont par nature plus faibles ; j'ai pourtant observé le contraire. Ce que j'ai dit en parlant de la médication tonique m'en explique la cause.

Il est impossible de prescrire un régime alimentaire chez des malades de fièvre typhoïde ; le climat du lieu, la constitution physique des individus et leurs habitudes, sont autant de causes qui doivent être prises en sérieuse considération.

La diète absolue amène l'adynamie à un degré tel, qu'il compromet beaucoup les jours des malades ; les aliments copieux sont fréquemment la cause de résultats funestes.

Les aliments solides doivent être proscrits pendant que la maladie se développe.

Parmi les aliments liquides, j'ai donné la préférence à la décoction de feuilles d'oranger sucrée, par petites tasses, deux ou trois fois par jour ; un bouillon froid de poulet une ou deux fois dans la journée.

Dans nos pays on prépare avec le maïs une crème appelée atolé ; on en fait un fréquent usage, mais je crois que sa réputation est bien au-dessus de son utilité.

Les vins, les bouillons gras, ne doivent être prescrits qu'à la période du déclin.

RÉSUMÉ.

A. — Un adulte est atteint de fièvre, ne présentant que les symptômes d'invasion : céphalalgie, lassitude des membres, soif, inappétence, chaleur à la peau, frisson léger. Je lui prescris :

Prendre la potion suivante :

Eau distillée.	150 gr.
Sulfate de soude.	30 gr.
Tartre stibié.	5 centigr.
Sirop de fleur d'oranger . . .	Q. s.

Repos au lit, thé, tisane de bourrache.

Le lendemain je lui prescris une potion avec :

3 gr. d'acétate d'ammoniaque, à prendre, par cuillerée, dans la journée.

Frictions matin et soir sur les membres avec :

Baume opodeldoche	*aa* 20 gr.
Teinture de moutarde	
Ammoniaque liquide.	3 gr.

Pédiluve sinapisé. — Même régime.

Cette médication sera continuée pendant trois ou quatre jours.

B. — Au cinquième jour, la maladie continue sa marche : peau chaude, sèche, soif, pouls fréquent, lassitude, langue un peu sèche, des tâches commencent à se montrer sur la peau. Prescription : Prendre, en trois fois dans la journée, la potion suivante :

Eau commune.	90 gr.
Sirop de salsepareille	30 gr.
Chlorate de potasse..	3 gr.

Limonade sulfurique à volonté. — Sinapismes aux jambes; cataplasmes laudanisés sur le ventre. — Lavement d'eau froide. — Décoction sucrée de feuilles d'oranger. — Bouillon froid de poulet.

C. — Au commencement du second septénaire, les symptômes sont plus alarmants : Délire, agitation, soubresauts des tendons, tâches à la peau, soif, langue sèche, douleur et gargouillement à la fosse iliaque droite. Prescription : La même que ci-dessus. Plus :

Calomel.	aa 5 centigr.
Camphre.	
Extr. thébaïque.	

Pour trois pilules à prendre une le matin, une le soir, la troisième vers le milieu e la nuit, en cas d'insomnie.

Si la défécation ne se fait pas bien, outre les lavements d'eau froide, j'en prescris un autre avec 30 grammes d'huile de ricin.

Lorsque le délire est très-intense, je prescris un lavement avec 3 grammes d'assafœtida uni à 5 centigrammes d'extrait d'opium.

D. — Vers la fin du second septénaire, les symptômes sont plus graves; délire intense, langue sèche, racornie, fuligineuse, peau chaude. Prescrition : j'ajoute à la prescription interne ci-dessus, un lavement avec :

Eau distillée	250 gr.
Teinture d'iode.	4 gr.
Iodure de potassium	2 gr.

Même friction qu'au paragraphe A.

E. — A cette même période encore, le malade présente, outre les symptômes précités, la face et les conjonctives injectées. Alors je lui applique un vésicatoire à la nuque.

Le malade présente une dépression considérable des forces; état comateux très-prononcé. J'applique un vésicatoire sur un jarret.

Le lendemain, pas d'amélioration. J'en applique un second sur l'autre jarret. Je supprime les pilules opiacées et continue le reste du traitement général.

F. — Vers le commencement du troisième septénaire, l'intelligence reparaît, la chaleur de la peau diminue, le pouls tombe, la langue s'humecte. Il s'agit alors de réparer les forces du malade; l'attention du médecin doit y veiller. Potion au chlorate de potasse d'après ma formule. Deux ou trois cuillerées de vin de Xérès dans un demi-verre d'eau froide à prendre dans la journée. Bouillon de bœuf ou de mouton. Lorsque la constitution des malades est très-faible, je me suis bien trouvé quelquefois de l'application des poudres suivantes, conseillées par MM. Rillet et Barthez chez les enfants convalescents :

Extr. sec de quinquina.	40 centigr.
Limaille de fer.	15 centigr.
Sucre candi	2 gr.

Divisez en 2 paquets à prendre un le matin et l'autre le soir.

Le mouvement fébrile cesse ou à peu près. Je suspens les médicaments, et prescris de petits potages au pain grillé. Si l'amélioration continue, j'augmente progressivement les aliments.

Pendant la convalescence, la faim qu'éprouvent les malades est le plus souvent difficile à satisfaire. Il va sans dire que le médecin doit être extrêmement prudent et ne pas céder aux exigences de la nature. Plusieurs fois j'ai été témoin de malades qui, à la suite d'une ingestion démesurée d'aliments, sont morts de rechute. D'autrefois, ils sont atteints d'une diarrhée opiniâtre.

Quand le convalescent peut se lever et marcher un peu, je lui prescris des bains tièdes. En général, leurs effets sont excellents et procurent un bien-être inexprimable. J'en parle, moi-même, avec connaissance de cause.

Tel est le traitement qui m'a le mieux réussi dans la fièvre typhoïde, quand elle suit ses périodes sans aucune complication.

Comme il n'est pas rare de la voir se compliquer d'autres accidents, disons quelques mots sur le traitement de ces complications.

Parmi celles-ci les plus fréquentes sont : l'épistaxis, la bronchite et la pneumonie, l'ulcération des intestins compliquée de péritonite, les convulsions, la gangrène et la diarrhée.

ÉPISTAXIS.

L'épistaxis, qui se présente à l'invasion de la maladie, est généralement léger et n'offre rien de fâcheux pour le pronostic.

Quelquefois cette hémorrhagie survient, lorsque déjà l'affection a atteint le second septénaire ; elle est alors passive et d'un caractère alarmant. MM. Hardy et Behier l'ont désignée sous le nom d'hémorrhagie *acritique*, par opposition à la première connue sous le nom d'hémorrhagie *critique*. J'ai remarqué que l'épistaxis acritique survenait surtout chez les individus affaiblis ou de constitution délabrée.

Lorsque cette complication se présente, je prescris la potion suivante :

Eau distillée	60 gr.
Sirop de fleur d'oranger.	30 gr.
Ergotine.	2 gr.

A prendre par cuillerée toutes les heures si l'hémorrhagie est abondante, et toutes les deux heures si elle ne l'est pas.

Le tamponnement des narines à l'aide du perchlorure de fer liquide, est encore un moyen auquel j'ai eu souvent recours. J'y introduis des pelotes de charpie imbibées de cette solution, attachées par un fil qui sort de la narine et qui permet de les retirer au besoin. Pendant la durée de l'épidémie, j'ai eu occasion d'observer plusieurs malades avec cette hémorrhagie alarmante ; je n'ai jamais employé d'autre traitement ; tous, sans exception, sont revenus à leur santé.

De toutes les complications qui se présentent dans la fièvre typhoïde, l'hémorrhagie acritique est la seule qui m'ait fait hésiter à traiter les malades par le chlorate de potasse. Quelquefois, en traitant, un fébricitant par ce sel, l'épistaxis apparaissait ; je supprimais la potion pour lui substituer celle. d'ergotine ; lorsque l'hémorrhagie cessait, je revenais au chlorate, et le sang du nez ne tardait pas à recommencer. Dans d'autres cas cependant, il ne se montrait plus. A ce sujet, j'attire l'attention des praticiens.

BRONCHITE ET PNEUMONIE.

Quand une de ces complications se présente, je supprime le traitement par le chlorate et prescris la potion à l'ergotine ; en général, ses effets sont très-bons.

Si la toux est fréquente et fatigue les malades, je leur prescris les poudres suivantes :

Oxyde de zinc.	40 centigr.
Racine de belladone pulv.	10 centigr.
Laudanum liquide.	6 gouttes.
Sucre candi	4 gr.

Pour 4 paquets, dont on prendra un le matin et un autre le soir.

La toux ne s'amende pas, je prescris :

Camphre. . . . . }
Racine de belladone. . . . . } aa 5 centigr.
Extr. thébaïque. . . . . }

Pour 3 pilules à prendre dans la journée.

Des frictions sur la poitrine et les épaules avec :

Huile de camomille . . . . 30 gr.
Chloroforme. . . . . 6 gr.

Les vésicatoires sur le dos et sur la poitrine m'ont fait aussi obtenir d'excellents résultats.

PÉRITONITE.

L'inflammation partielle du péritoine, complication assez fréquente dans la fièvre typhoïde, se présente en général à droite du bas-ventre, au niveau du cœcum. La doulcur qui s'éveille à la moindre pression, la dureté du ventre, la tympanite, tout simule un de ces phlegmons de la fosse iliaque droite, connus sous le nom de perityphlite, compliqué de péritonite suraiguë.

Malgré l'expérience et les conseils dc MM. Evanson et Maunsell, je ne me suis jamais décidé à employer l'application de sangsues. Je m'entiens surtout à l'usage des cataplasmes émollients, chauds, fréquemment répétés dans la journée. Je prescris aussi des frictions sur le ventre avec :

Baume tranquille . . . . 40 gr.
Extrait de belladone. . . . . } aa 2 gr.
Laudanum liquide. . . . . }

CONVULSIONS.

Il est des convulsions qui surviennent au début de la fièvre typhoïde ; elles constituent un symptôme dont je ne m'occuperai pas. Ici, je me rapporte à celles qui se présentent lorsque déjà la maladie tire vers son déclin; elles constituent alors une des complications les plus alarmantes. Ces convulsions cloniques apparaissent partout, mais principalement à la face; les yeux roulent sans cesse dans leurs orbites, et les cornées tendent à se cacher sous les paupières supérieures. Les lèvres tremblent, et souvent les mouvements saccadés se communiquent à toute la mâchoire inférieure; tous les muscles de la face se contractent et se relâchent alternativement. L'ensemble de ces grimaces involontaires, de la maigreur du malade et de l'état de son intelligence, offre un tableau pénible [à voir. Les membres sont dans une inquiétude réflexe, car les malades n'en ont pas conscience.

Dans ma thèse inaugurale, que j'ai eu l'honneur de présenter à la Faculté de Paris (1), j'ai dit : qu'à l'état de parfaite santé, il existait un équilibre parfait entre le système musculaire et le système nerveux; que l'affaiblissement de l'un entraînait inévitablement la prédominance de l'autre. Revenant donc aux convulsions, je crois qu'elles sont dues à la prédominance du système nerveux sur le système musculaire affaibli par les ravages du mal.

Toutes les fois que j'ai eu occasion d'observer cette complication, je me suis tenu à réparer les forces des malades. Je mets en usage la médication tonique.

Des lavements de bouillon froid de bœuf ou de mouton (250 gr.); de l'eau vineuse pour tisane (deux ou trois cuillerées de vin de Xérès dans un verre d'eau); les poudres dont la formule a été indiquée, page 53.

Un grand nombre de résultats satisfaisants obtenus par cette méthode me semblent avoir confirmé suffisamment la théorie que j'ai indiquée sur leur cause.

GANGRÈNE.

J'ai observé quelquefois la gangrène des parotides chez des individus dont la maladie tirait déjà vers la convalescence; ces cas ont été exceptionnels relativement au grand nombre de malades qui se sont présentés à mon observation. A l'égard du traitement général, cette complication, conjointement avec les symptômes de la fièvre

(1) Influence de l'exercice sur l'homme. Paris, 2 décembre 1858.

typhoïde, m'a offert une double indication de l'emploi du chlorate de potasse. J'observais d'abord une tuméfaction douloureuse, inflammatoire, sur les parotides, plus tard le pus se présentait, j'ouvrais l'abcès, la peau se sphacélait, enfin la parotide elle-même était expulsée en détritus. Comme traitement local, je me suis servi tour à tour des pansements simples, de vin aromatique, de la poudre de quinquina, de la solution de tartrate de fer.

J'ai fait usage de ce même traitement local pour combattre la gangrène des parties comprimées.

DIARRHÉE.

Chez les malades de fièvre typhoïde, pendant que la maladie fait des progrès, on observe plutôt de la constipation que de la diarrhée. Quand celle-ci se présente, il ne faut pas s'en occuper ; loin de tâcher de l'arrêter, je prescris, comme d'habitude, les lavements d'eau froide.

Quelquefois la diarrhée apparaît dans les premiers jours de la convalescence. J'ai remarqué que bien souvent elle survenait à la suite d'une ingestion copieuse d'aliments dans l'estomac, chez des individus qui, n'ayant pas assez d'empire sur eux, mangeaient outre mesure.

Assez opiniâtre, cette diarrhée se transforme facilement en dyssenterie très-grave.

A cet égard, je dois faire remarquer qu'à Guanajuato la dyssenterie est endémique ; dans les grandes chaleurs surtout on observe cette maladie avec fréquence. Je ne doute pas que la dyssenterie des convalescents de fièvre typhoïde soit en grande partie sous l'influence de la constitution médicale régnante.

Ici, bien entendu, je ne ferai pas la description du traitement de cette affection ; je ferais ce que je ne dois pas. Je me contenterai donc de citer les substances auxquelles j'ai eu recours pour la combattre, et qui m'ont donné de très-bons résultats ; enfin, je citerai deux formules auxquelles je donne, par-dessus toutes, la préférence.

Parmi ces substances je citerai : la teinture de Mars tartarisée, le laudanum de Sydenham, l'extrait d'opium et la teinture de cachou.

Les formules sont celles-ci :

1re Décoction blanche de Syd.	90 gr.	
Sirop de canelle.	30 gr.	
Ether sulfurique	12 gouttes.	
Yeux d'écrevisse	1 gr.	
Laudanum liq.	10 gouttes.	

A prendre par cuillerées toutes les deux heures.

2e Poudre de Dower.	*aa* 1 gr.
Yeux d'écrevisse.	
Cachou pulv.	

Divisez en quatre paquets dont on prendra l'un le matin et l'autre le soir.

Telles sont les réflexions que j'avais à faire sur les divers modes de traitement préconisés par les auteurs.

De ce qui vient d'être dit, faut-il conclure que le traitement de la fièvre typhoïde est définitivement trouvé? Non, ce serait affecter une prétention ridicule aux yeux des hommes de la science. Dirais-je que le chlorate de potasse est un spécifique infaillible contre cette affection? Pas davantage; je jouerais le rôle d'un charlatan spéculateur de l'ignorance humaine.

Il est impossible que le médecin praticien adopte un seul remède contre une affection qui lèse les principaux organes. J'ai été à même de juger que le chlorate de potasse agit sur l'altération pathologique du sang dans l'affection dont il vient d'être question; par cela même j'admets encore qu'il est une entrave contre l'apparition des symptômes cérébraux et autres qui en sont la conséquence.

S'il m'était permis de faire une comparaison, je dirais qu'il en est du choix des médicaments comme de la musique : on peut connaître parfaitement les signes de celle-ci et savoir à fond les règles d'harmonie; cependant, il faut savoir combiner les notes et les ajuster à une mesure déterminée afin de produire un tout harmonieux et agréable à l'ouïe. Quant aux médicaments, il s'agit de savoir en faire un choix convenable, une application en temps opportun, et s'en tenir aux effets d'une heureuse combinaison.

Je déclare avec sincérité qu'à l'aide du traitement sus-indiqué, la mort, chez les malades atteints de fièvre typhoïde, a été une rare exception.

Malgré ces bons résultats, je crois que le traitement de cette affection demande encore une observation longtemps soutenue; il faut encore consulter l'expérience, qui distribue ses bienfaits avec une extrême lenteur.

L'étude de nos misères est certainement une des études les plus intéressantes et des plus utiles ; mais elle est hérissée d'un si grand nombre de difficultés, que plus on étudie l'homme (permettez-moi cette expression qui semble paradoxale), plus on étudie l'homme, dis-je, et plus on croit l'ignorer.

Actuellement, grâce au progrès de l'anatomie descriptive et de l'anatomie pathologique, le médecin expert peut deviner les lésions qu'une maladie a produites dans l'organisme. Mais que de doutes encore sur les causes qui produisent la succession des symptômes ! C'est à peine si notre esprit les voit à travers un dédale inextricable de conjectures ; l'induction y prend la plus grande part, mais la vérité ne se révèle pas d'elle-même, d'une façon claire et nette. L'application des remèdes que la nature nous fournit, aux différents symptômes que nous présente une maladie, est une branche de la science qui n'est pas, ce me semble, entièrement hors de l'obscurité ; trop fréquemment le médecin s'y conduit à tâtons sans pouvoir se dire d'une manière certaine : « Voilà le mal, voici le remède. »

Il est évident qu'on ne pourra jamais guérir tous les malades donnés, puisque la condition de notre frêle nature est de mourir. Le vieillard est un être que la terre réclame ; semblable à l'herbe qui pousse dans les champs, il doit rentrer dans le sein doù il est sorti.

Il est aussi un grand nombre d'individus qui, frappés de lésions organiques, comme l'anévrysme du cœur ou autres, ne sont pas non plus susceptibles de guérison. Mais pour ma part, je croirais le perfectionnement de la médecine atteint, si, hors ces cas, tout malade pouvait être rendu à la santé, placé d'ailleurs dans de bonnes conditions d'âge et de constitution. C'est peut-être un perfectionnement idéal, mais je le crois réservé aux siècles à venir.

MANUEL ANAYA.

Paris.— Imp. FÉLIX MALTESTE et Cᵉ, rue des Deux-Portes-St-Sauveur, 22.

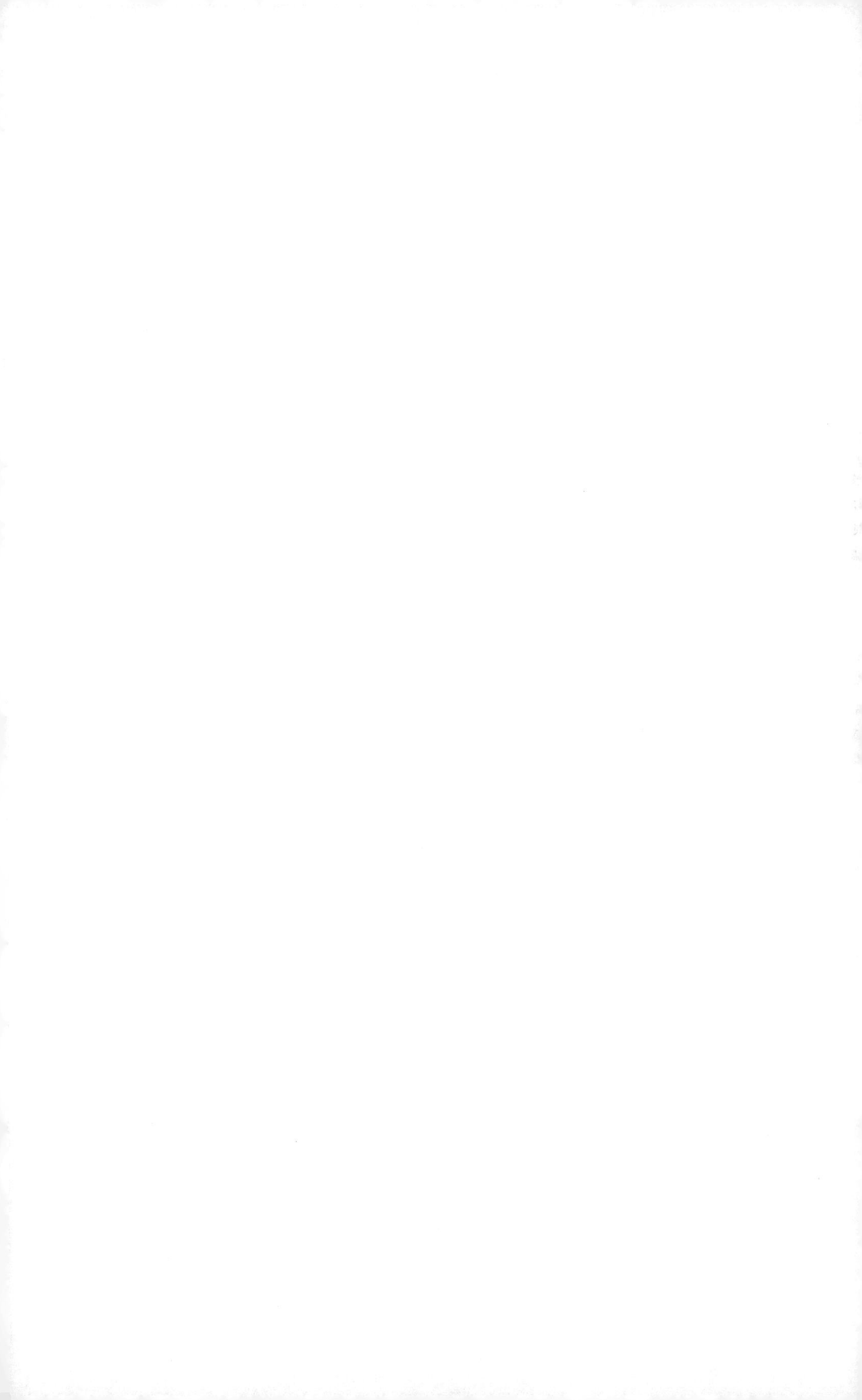

www.ingramcontent.com/pod-product-compliance
Ingram Content Group UK Ltd.
Pitfield, Milton Keynes, MK11 3LW, UK
UKHW012258240726
13966UKWH00004B/1469